从头再来
揭开脑卒中患者出院后管理的秘密

主编 ◎ 马锐华

副主编 ◎ 王春娟　李子孝　程爱春　冯致远

科学技术文献出版社
SCIENTIFIC AND TECHNICAL DOCUMENTATION PRESS

·北京·

图书在版编目（CIP）数据

从头再来：揭开脑卒中患者出院后管理的秘密 / 马锐华主编；王春娟等副主编. -- 北京：科学技术文献出版社, 2025. 5. -- ISBN 978-7-5235-2159-5

Ⅰ. R473.5

中国国家版本馆 CIP 数据核字第 2025Q5081H 号

从头再来：揭开脑卒中患者出院后管理的秘密

策划编辑: 刘　芳　蔡　蓉　责任编辑: 刘　芳　责任校对: 张永霞　责任出版: 张志平

出　版　者	科学技术文献出版社
地　　　址	北京市复兴路15号　邮编 100038
编　务　部	（010）58882938，58882087（传真）
发　行　部	（010）58882868，58882870（传真）
邮　购　部	（010）58882873
官 方 网 址	www.stdp.com.cn
发　行　者	科学技术文献出版社发行　全国各地新华书店经销
印　刷　者	北京地大彩印有限公司
版　　　次	2025 年 5 月第 1 版　2025 年 5 月第 1 次印刷
开　　　本	880×1230　1/32
字　　　数	193 千
印　　　张	9
书　　　号	ISBN 978-7-5235-2159-5
定　　　价	59.80 元

版权所有　违法必究

购买本社图书，凡字迹不清、缺页、倒页、脱页者，本社发行部负责调换

主 编

马锐华

副主任医师,医学博士。就职于首都医科大学附属北京天坛医院神经病学中心。

长期致力于脑血管病的科研临床转化及脑血管病医疗质量持续改进工作,在脑血管病治疗方面有丰富的临床经验。发表脑血管病相关 SCI 收录文章 3 篇;发表脑血管病专业核心期刊文章 20 余篇;主编及参与编写神经内科相关书籍 9 部。

学术任职

※ 北京慢性病防治与健康教育研究会第一届理事会理事
※ 北京神经内科学会全科医学专业委员会第一届委员会秘书长
※ 北京神经内科学会神经精神医学与临床心理分会第一届委员会常务委员
※ 中华医学会《中华临床医师杂志(电子版)》专家委员会委员
※ 中国医药教育协会睡眠医学专业委员会委员

副主编

王春娟

主任医师，副教授，神经病学博士，哈佛大学麻省总医院访问学者。就职于首都医科大学附属北京天坛医院。

主要从事脑血管病临床诊疗及医疗质量管理相关研究工作。主持国家自然科学基金等课题5项；获北京市优秀人才培养资助"青年骨干个人项目"、北京市医院管理中心"青苗"计划和2018年"中匈科学合作基金"资助；获国家及省部级科技奖励4项，其中2016年和2020年分别获得国家科技进步奖二等奖各1项。发表SCI收录文章30余篇，其中以第一作者在 *Stroke* 等杂志发表文章10余篇。

学术任职

※ 中国卒中学会医疗质量管理与促进分会秘书长
※ 北京脑重大疾病研究院脑卒中研究所办公室主任
※ 美国卒中学会和世界卒中组织会员

李子孝

主任医师，教授，博士研究生导师。首都医科大学附属北京天坛医院神经病学中心血管神经病学科副主任，国家神经系统疾病医疗质量控制中心办公室主任，国家神经系统疾病临床医学研究中心质量研究部主任。

从事青年脑血管病的临床诊疗工作及医疗质量和结局改善研究工作。入选"国家百千万人才工程""北脑学者"；获"北京市优秀人才青年拔尖人才"称号；获国家科学技术进步奖二等奖。以第一作者或通信作者（含共同）在 JAMA、BMJ 等杂志发表文章 40 余篇。

学术任职

※ 中华医学会神经病学分会脑血管病学组委员
※ 中华医学会医学信息学分会医学大数据与人工智能学组委员
※ 中国卒中学会医疗质量管理与促进分会第二届委员会主任委员

程爱春

研究实习员，神经病学博士。就职于首都医科大学附属北京天坛医院和国家神经系统疾病医疗质量控制中心。作为课题骨干参与了国家科技重大专项"缺血性卒中血管内治疗规范性评价及质量改善研究"项目。以第一作者（含共同）在 *JAMA Neurology*、*Stroke* 等杂志发表文章多篇。

冯致远

住院医师，神经病学在读博士研究生。就职于首都医科大学附属北京天坛医院，师从脑血管病领域专家、首都医科大学附属北京天坛医院院长王拥军教授。目前主要从事脑血管病的人工智能及多组学相关研究。曾参与多项国家级及省部级课题研究，参与了"十四五"国家重点研发计划"脑血管病医疗质量监测平台和结局改进智能诊疗关键技术与体系建设研究"项目，作为课题骨干参与了"基于数字医疗的脑血管病二级预防智慧管理系统研发与应用"课题。以第一作者（含共同）发表 SCI 收录文章 3 篇，中文核心期刊文章 1 篇。

序

脑卒中的致残和致死后果相较于其他疾病更为严重，其复发率也居高不下，而每次复发都会进一步增加致残率和致死率。二十年前的一个夏天，在加拿大温哥华召开的第 5 届世界卒中大会上，来自全球的神经病学专家代表发布的宣言明确指出，脑卒中已成为全球第二大死因，并宣布每年 10 月 29 日为"世界卒中日"。这一宣言呼吁公众增强脑卒中预防意识，倡导健康生活方式，积极控制相关危险因素，充分利用现有医疗资源，实施规范化的二级预防治疗。同时，宣言还强调，全球医患应携手合作，共同防御脑卒中带来的危害。

脑卒中在中国的发病率高，且平均发病年龄早于西方国家。二十年来，我国脑卒中的治疗手段取得了显著进展。再灌注治疗、神经保护治疗和康复治疗有效降低了患者在院期间的死亡率和致残率。然而，疾病带来的残余复发风险和高致残率仍然是难以忽视的挑战，是中国疾病负担最为沉重的疾病之一。脑卒中防治任务依旧繁重，形势不容乐观。导致这一现状的一个重要原因在于许多患者及其家属对相关知识了解不足。例如，虽然溶栓治疗效果显著，但临床上仍存在使用不足的情况；尽管他汀类药物在二级预防中具有重要作用，但很多患者使用的剂量和持续用药时间不规范；高血压患者普遍存在药物治疗依从性差、控制不力的情况；房颤患者因担心出血而回避抗凝治疗，导致抗凝治疗比例偏低。

除了医学技术的进步外，预防理念的普及同样至关重要。尽管脑卒中发病突然且危害巨大，但总体而言，它仍是一种可防、可控的疾病。通过积极控制危险因素，约 90% 的脑卒中是可以避免的。因此，公众了解导致脑卒中发生的各种危险因素，并通过自身行动主动预防，全社会共同构筑防控脑卒中的健康长城，将是我国脑卒中防控事业长足进步的根本策略和方针。预防脑卒中发生的关键在个人。定期输液并非预防，保持健康的生活方式和积极控制危险因素才是预防的核心。医生则应当承担起科普责任，教授患者具体的预防方法，帮助他们正确预防脑卒中的发生。随着公众对脑卒中相关知识的了解，医生肩负的科普使命愈发重要。

加强科普宣传，提升脑卒中防治知识的知晓率，力争尽早实现降低脑卒中发病率、复发率和死亡率的目标，是推动"健康中国"战略实施的重要任务。在国家"十四五"课题（"脑血管病医疗质量监测平台和结局改进智能诊疗关键技术与体系建设研究"）的支持下，首都医科大学附属北京天坛医院基于国内外脑卒中二级预防管理指南的标准化推荐，针对脑卒中患者长期二级预防依从性差的问题，开发了一套基于数字医疗的脑卒中二级预防智慧管理系统，并配套开展脑卒中科普宣传。利用深度学习等人工智能技术，该系统实现了对脑卒中患者危险因素及阶段随访的精准化管理，进一步提高患者依从性，降低脑卒中复发率和致残率。

  本书的作者团队由长期从事脑卒中管理的临床一线医生组成。从脑卒中患者和家属的视角出发，图书内容紧扣临床实际，以通俗易懂的语言和生动的图文形式，帮助读者深入理解脑卒中疾病管理的相关知识。无论是对脑卒中患者及其家属，还是对从事脑卒中健康科普教育的同行，这本书都是一部专业的科普佳作。我们衷心希望每一位脑卒中患者在医生的科学指导下，能够走上康复之路，重拾健康。

2025 年 3 月于北京

前 言

随着现代科技的发展,医疗技术日新月异,脑血管病的治疗手段也在飞速进步。在脑卒中患者出院后康复治疗这一阶段,不同患者的治疗观念却有着明显区别——有的人选择了"拥抱"积极治疗,把疾病当作一种挑战,通过改变生活方式,如控制血压、血糖、血脂,戒烟戒酒,缓解精神压力等,逐步恢复健康,降低了脑卒中的复发概率;而有的人却选择了"躺平",认为脑卒中并没有好的康复手段,把这一疾病当作难以逾越的鸿沟,出院后意志消沉、一蹶不振,不监测也不控制危险因素,甚至盲目停药,造成脑卒中不断复发,最终危及生命。

发生了脑卒中并不意味着生活从此一团糟,发病后的康复也是一个新的起点。面对疾病,回避和怯懦都是恢复健康的阻碍。脑卒中并非不可战胜,通过及时治疗和科学康复,许多患者可以重新回归正常生活。这一疾病虽然有急性发作的情况,但从根本上来说与人们长期的不良生活方式密切相关,是一种生活方式病。要想身体健康,首先要建立健康的生活方式。其次,脑卒中易复发

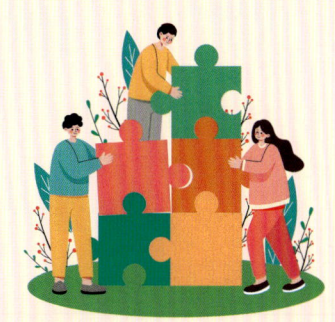

的属性也决定了它的治疗不仅仅是医生的事情,更是一场医患之间的双向奔赴,需要医生、患者及家属共同努力。

  脑卒中可能会有非常漫长的康复期。尤其在出院后,患者和家属往往面临着巨大的压力和严峻的挑战。脑卒中患者需要逐步恢复正常生活、开展休闲娱乐活动或重返工作岗位。但脑卒中患者通常住院治疗时间很短,出院后突然脱离了医生和护士的专业帮助,患者和家属又缺乏相应的医学知识和必要技能,这就增加了患者顺利康复的难度。因此,掌握正确的康复技术和接受正确的指导可以助力脑卒中患者平稳过渡到正常生活。

  本书适合脑卒中患者及其家属阅读,尤其是脑卒中急性期住院的患者。当脑卒中发生后,患者需要以什么样的方式对待疾病?家属需要以什么样的方式和态度对待患者?这些都是患者顺利康复的重要因素,也是脑卒中二级预防的工作重点。脑卒中二级预防的关键在于患者和家属对脑卒中危险因素的认识,因此医生需要特别重视对患者进行疾病宣教。本书也同样适合临床医生、健康管理师和从事脑卒中康复的护理人员阅读。目前的脑卒中二级预防已不同于以往,医生可以充分利用现有的循证医学证据,对患者"预防－治疗－康复"的全周期情况进行追踪和评估,建立完善的个体化预防体系;通过现代化、规范化的管理和积极的干预措施,对脑卒中复发的高危人群制订个体化的治疗方案,尽量使疾病不再复发。

总而言之，避免脑卒中长期残疾的厄运，关键在于早期干预、全面康复和建立积极的生活态度和方式。全面的疾病教育、健康知识宣讲和必要的技能培训对患者和家属做好角色的转变、增加患者家属的参与感、提高患者的生活质量、保障患者生命安全和减轻患者的精神心理负担至关重要。

本书作为国家"十四五"课题（"脑血管病医疗质量监测平台和结局改进智能诊疗关键技术与体系建设研究"）的一部分，旨在促进和支持脑卒中患者出院后康复工作的无缝衔接，为他们提供更加全面且必要的帮助与指导，细化患者从院内治疗到院外康复这一领域的指导理论和操作方式，助力健康中国的建设！

得了脑卒中不要怕，更不要放弃，患者不是孤立无援的，从头再来，医生与你同在！

目录

1 为什么脑卒中会突然发生？

1.1 脑卒中是怎么回事？ …………………………… 3
1.2 高血压 …………………………………………… 12
1.3 高血脂（脂代谢紊乱） ………………………… 16
1.4 糖尿病 …………………………………………… 19
1.5 心房颤动 ………………………………………… 23
1.6 吸烟 ……………………………………………… 27
1.7 肥胖 ……………………………………………… 30
1.8 久坐和不健康饮食 ……………………………… 33

2 当脑卒中发生时

2.1 三个脑卒中患者的亲身经历 …………………… 39
2.2 脑卒中的表现 …………………………………… 41
2.3 脑卒中的发病机制是什么？ …………………… 43
    2.3.1 缺血性脑卒中的发病机制 ………………… 45
    2.3.2 出血性脑卒中的发病机制 ………………… 47
2.4 医生是如何治疗脑卒中的？ …………………… 48
    2.4.1 急诊中的检查与治疗 ……………………… 48

2.4.2 住院后的检查与治疗 …………………… 50

2.5 什么情况下需要手术? …………………………… 53

2.6 康复何时开始? …………………………………… 54

2.7 做好准备，重新规划未来生活 …………………… 60

3 出院前是关键期

3.1 新生活从现在开始 ………………………………… 64

  3.1.1 家居环境改造 …………………………… 65

  3.1.2 其他家居改造 …………………………… 67

3.2 患者的准备工作 …………………………………… 67

  3.2.1 可能的困难 ……………………………… 68

  3.2.2 良好的情绪与认知 ……………………… 69

  3.2.3 健康饮食 ………………………………… 75

  3.2.4 坚持运动 ………………………………… 86

3.3 家属的准备工作 …………………………………… 94

  3.3.1 家属准备好了吗? ……………………… 94

  3.3.2 温暖地沟通 ……………………………… 96

  3.3.3 重建生活秩序 …………………………… 97

  3.3.4 护理与复诊 ……………………………… 99

  3.3.5 关注心理健康 …………………………… 99

3.3.6　家属也需要被关爱 …………………… 100

4　药不能停

- 4.1　降压药 …………………………… 105
- 4.2　降脂药 …………………………… 109
- 4.3　降糖药 …………………………… 113
- 4.4　抗凝药 …………………………… 119
- 4.5　抗血小板药 ………………………… 137
- 4.6　抗抑郁药 …………………………… 140
- 4.7　用药记录表和智能药盒 …………… 144
- 4.8　定期输液能预防脑血管病？ ……… 156

5　回家后，真正的考验开始了

- 5.1　改掉坏习惯 ………………………… 162
  - 5.1.1　戒烟 ……………………… 162
  - 5.1.2　限酒 ……………………… 168
- 5.2　养成健康监测的好习惯 …………… 171
- 5.3　预防跌倒 …………………………… 180
- 5.4　患者不能说话，怎么交流？ ……… 183
- 5.5　吞咽困难如何进食？ ……………… 184

5.6 卒中后疼痛 ·· 186

5.7 睡眠障碍 ·· 189

5.8 卒中后能重返工作岗位吗? ············· 191

6 坚持肢体康复

6.1 正确的姿势事半功倍 ······················· 195

6.2 轻度功能障碍患者的肢体康复 ······· 199

6.3 中度功能障碍患者的肢体康复 ······· 204

6.4 卒中后运动 ·· 210

7 什么时候需要紧急就医?

7.1 脑卒中复发了 ···································· 216

7.2 血压过高或过低 ································ 217

7.3 血糖过高或过低 ································ 219

7.4 出血 ·· 221

7.5 心脏疾病 ·· 223

8 脑卒中患者该复查了

8.1 准备工作 ·· 226

8.2 复查都会查什么? ···························· 228

8.3　如何与医生有效交流 ……………………… 245

9 更好地生活

9.1　如何让健康持续下去 ……………………… 248

9.2　可以互动的自我监测小程序 ……………… 249

参考文献 ………………………………………… 256

缩略语表 ………………………………………… 260

意见反馈表 ……………………………………… 264

PART 1 为什么脑卒中会突然发生？

大部分患者发生脑卒中后难以接受现实，认为"平时身体挺好的！吃得香，睡得着，到处旅游，感觉挺健康，也没有任何不舒服，为什么会突然得了脑卒中呢？"可是，哪里有无缘无故的脑卒中呢？尤其是动脉粥样硬化导致的脑卒中，就是从量变到质变的结果。这个过程往往很漫长，有的长达几十年。而之所以会造成严重的后果，就是因为发现得太晚，治疗得太晚。

大部分患者在发生脑卒中前已存在多种疾病或不良生活习惯，只不过不难受、不检查、不监测，从未想过脑卒中有一天真的会发生在自己身上。即使已经检查出脑卒中危险因素，也觉得是小事，并不在乎，而且担心治疗麻烦，又抱有侥幸心理，认为一些疾病现阶段"不值一提"，等年龄大了再就医服药也来得及。有的年轻人担心年纪轻轻就吃药会被人笑话而错过了治疗的最佳时期。

脑卒中的危险因素往往是一些慢性病，如高血压、高血脂、糖尿病等。当然也有不健康的生活方式，如长时间的情绪紧张或低落、心理压力大、吸烟、饮酒过量、不注意锻炼身体、久坐等。目前，很多单位提供了定期体检的福利，不过有的人经常推脱不去，或者即使在体检时发现了问题也不及时就诊，认为休息两天、少应酬几次、吃两天清淡饮食或自我节制几天烟酒就好了。事实上，这些小毛病、小问题却可能成为脑卒中的重大隐患。人们往往高估自己的毅力和身体素质，低估疾病带来的伤害，找各种理由选择不检查和不治疗，导致了严重后果。在脑卒中相关的危险因素中，高血压、高血脂、高血糖等通常都没有明显的症状表现，这是因为人体具有强大的代偿功能。我们的身体非常善于掩盖这些风险，具有很大的欺骗性，当脑卒中真的发生时往往已经到达了失代偿阶段，脑损伤已不可逆转。

1.1 脑卒中是怎么回事？

脑卒中的典型症状是突发一侧肢体麻木、无力、言语不清、口角歪斜流涎，有些人还会出现剧烈头痛头晕、恶心呕吐、走路不稳、吞咽困难。"脑中风"这个词是一个比较通俗的说法。医学上"脑卒中"和"脑中风"都是指急性脑血管病。脑卒中在老年群体中很常见，3/4以上的脑卒中发生在65岁以上的人群中。但应注意的是，任何年龄段都可能发生脑卒中，目前年轻人出现脑卒中的情况并不少见。最新统计数据显示，我国15~49岁和50~69岁人群的缺血性脑卒中和出血性脑卒中的发病率均呈上升趋势。

对大多数人而言，除非自己或亲友经历过，否则脑卒中是一个相对陌生的疾病。有相当多的人并不了解脑卒中，观念也停留在"半身不遂"的概念上或者"定期输液"的治疗方案中。因此，当脑卒中首发时大多数人是茫然、不知所措的，更不知道如何预防。甚至有的患者反复发生脑卒中，却依旧毫不重视、疏于管理，最终导致令人惋惜的结局。

脑卒中是一类异质性很强的疾病，病因非常复杂。不同类型脑卒中的治疗方法区别很大。根据不同病理机制，脑卒中主要分为出血性脑卒中和缺血性脑卒中两大类（图1-1-1）。

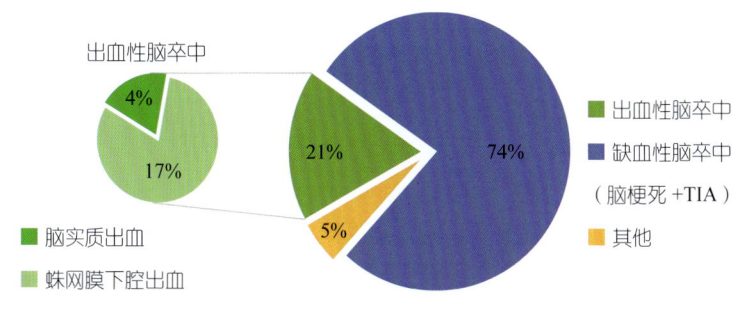

图1-1-1 脑卒中病种分布比例

（图片来源：《中国脑卒中防治报告2019》概要）

出血性脑卒中

出血性脑卒中又称脑出血,是指非外伤性脑实质内血管破裂引起的出血。出血性脑卒中又可以分为脑实质出血和蛛网膜下腔出血。

(1)脑实质出血大部分是由高血压导致,在高血压对脑血管长期高压作用的基础上,任何可以诱发血压短期甚至瞬间增高的因素都会导致脑实质出血。举个例子,王大爷患高血压多年,但因长期无症状,未规范治疗,导致血压控制得并不好。某天晚上,王大爷和朋友下棋获胜后情绪激动,突然出现了剧烈头痛并伴一侧肢体瘫痪,被紧急送医后,头颅CT显示为脑出血。

脑实质出血的症状与出血的部位、出血量、出血速度、血肿大小及患者的一般情况等因素有关。通常表现为不同程度的突发头痛、恶心呕吐、言语不清、小便失禁、肢体活动障碍和意识障碍等。

出血部位	解释
基底节区出血	最常见类型;常见出血原因是高血压
脑叶出血	常见于脑顶叶部位;常见病变原因是脑淀粉样血管病
脑干出血	最危重类型
小脑出血	代偿功能强大,后遗症相对最少

出血部位和出血量都是影响脑卒中预后的关键因素。出血部位对预后有更大的影响,相同出血量位于脑干还是脑的其他部位,对预后的影响显著不同。而出血量与预后直接相关,一般来说,相同部位出血量越大预后越差,越不容易完全康复。

由于脑实质出血是急重症,且大脑疾病通常波及全身,发病时常常引起其他疾病或症状,如发热、感染等并发症。并发症会影响患者的预后和恢复期的长短,因此脑实质出血后应尽早对并发症进行预防。

常见并发症有 3 种：

※ 肺部感染（最常见）。

※ 上消化道出血（应激性溃疡）。

※ 褥疮。

控制血压是预防脑实质出血并发症最重要的一环。对于因高血压引发的脑实质出血，保持血压平稳可降低复发风险。因此，在日常生活中应注意低盐饮食、情绪稳定、预防便秘及冬天保暖。

（2）蛛网膜下腔出血是由多种病因（如动脉瘤或血管畸形）导致的大脑底部或脑表面血管破裂的急性出血性脑血管病，血液直接流入蛛网膜下腔。其常见诱因包括突然情绪激动或身体用力，多见于青壮年群体。

典型蛛网膜下腔出血的症状是突发剧烈头痛，不能自行缓解或呈进行性加重。患者一般很难忍受这种疼痛，常伴有恶心、呕吐，甚至出现短暂的意识障碍、烦躁、谵妄等症状。蛛网膜下腔出血的病因有：

※ 颅内动脉瘤（最常见）。

※ 动静脉畸形。

※ 高血压性动脉硬化。

※ 脑底异常血管网（烟雾病）。

※ 血液病。

蛛网膜下腔出血患者需要入院治疗。患者住院期间先进行病因检查，明确有无动脉瘤、血管畸形、烟雾病等，如有这类病因，手术是最适合的预防复发的治疗方案。与其他脑卒中治疗方案不同的是，蛛网膜下腔出血患者需要绝对的卧床休息，没有医生允许，不能随意下床行走。患者应避免可能使血压或颅内压升高的行为，如用力排便、剧烈咳嗽、打喷嚏、情绪激动、劳累等，且时刻保持头部稳定，避免晃动。当患者出现呕吐时，务必将其头部偏向一侧，这一措施至关重要，它能有效防止意识障碍患者因误吸呕吐物而引发的窒息。在康复阶段也应避免上述情况。可参考以下生活方式：

※ 饮食清淡，多吃含水分、纤维素多的食物，忌烟酒及辛辣等刺激性强的食物。

※ 生活有规律，养成定时排便的习惯，切忌排便时过度用力和憋气。

※ 避免重体力劳动，坚持锻炼，注意劳逸结合。

※ 定期测量血压和复查，及时对可能并存的糖尿病、高血脂、冠心病等疾病进行治疗。

缺血性脑卒中

缺血性脑卒中包括脑梗死和短暂性脑缺血发作（TIA），其病因、病理生理机制较出血性脑卒中更为复杂。总体来说，缺血性脑卒中的病因可分为心源性和非心源性。

（1）心源性缺血性脑卒中最常见的病因是心房颤动（简称房颤）。

（2）非心源性缺血性脑卒中的病因可分为大动脉粥样硬化、小动脉闭塞、其他病因（血管炎、肌纤维发育不良、血液病等）及不明病因（通过现有检查手段无法发现病因或发现2种以上病因但无法确定本次发病的具体原因）。大动脉粥样硬化病变部位既可能发生在颅内、颅外大血管，也可能出现在大血管进一步发出的穿支血管上。大动脉粥样硬化病变导致的缺血性脑卒中，动脉栓子可能来源于主动脉弓、开口处或分叉部位，也可能来源于颅内动脉。

总之，缺血性脑卒中患者因病因、病理生理机制、血管损伤部位的不同，面临的疾病危险不同，脑卒中复发的风险也有差异。因此，在进行脑卒中二级预防管理前，应先判断患者的危险程度（高危、极高危、超高危），再采取正确、有效的预防和治疗措施。

发生脑卒中后，患者是如何被救治的？

脑卒中的治疗特别强调"时间就是大脑"，治疗的第一步是快速识别和评估脑卒中。可以使用FAST量表（检查面部、上肢、言语的简单院前评估量表）、洛杉矶院前卒中筛查量表或辛辛那提院前卒中量表进行症状筛查，这些量表均经过临床验证，是标准化的脑卒中筛查工具。

需要提醒的是，应迅速将被筛查为疑似脑卒中的"患者"转运至最近的、能够提供溶栓治疗的医疗机构，并尽可能在 180 分钟的"黄金时间"内，对脑梗死患者提供阿替普酶、替奈普酶或其他溶栓药的静脉溶栓治疗。

患者到达急诊后应立即进行头颅 CT 检查，该检查能够提供必要的医疗信息，协助医生制订急性治疗方案。但由于头颅 CT 检查存在滞后效应，并不能第一时间发现梗死病灶，因此在急诊处理阶段，医生进行头颅 CT 检查的目的不仅是为了发现脑梗死的部位和大小，更是为了甄别脑卒中的性质，排除出血性脑卒中。其次，为了争取时间，应尽快对缺血性脑卒中患者进行溶栓治疗，一般在采取静脉溶栓治疗之前仅需测定血压和血糖。在无急性肺部疾病、心脏疾病、凝血障碍或其他部位血管疾病证据的情况下，即使需要追加胸部 X 线、凝血象、心肌酶等检查，也不应延误静脉溶栓治疗，可以边等待检查结果边进行治疗。

有些人认为发生脑卒中后脑组织会缺氧，而要求医生给患者吸氧，这种想法是错误的！并不是所有脑卒中都会导致低氧血症。脑组织本身并不储存氧，脑部的氧是由脑血管中循环的血液供给的。脑卒中发生后，脑血管阻塞或被破坏，导致脑组织局部缺氧，需要进行脑血流灌注才能恢复供氧。吸氧并不能增加脑组织局部氧气供应，因此并不建议无低氧血症的急性脑卒中患者采取吸氧治疗。

对患者进行血压监测。急性期患者常因应激反应、疼痛及紧张等因素导致血压升高。《中国卒中患者高血压管理专家共识》要求对急性脑卒中患者进行血压管理前应先进行个体化评估，血压的控制范围需因人而异。对处于脑卒中急性期的非溶栓患者，一般不推荐采取积极的降压措施。对血压 ≥ 220/120 mmHg 的脑卒中患者则需要采取渐进式降压治疗，同时需要权衡降压速度与幅度对患者的耐受性和对血流动力学的影响，不能将血压立即降至正常范围。对需要溶栓但血压升高的患者，应当在溶栓前谨慎降压，使收缩压 < 185 mmHg，舒张压 < 110 mmHg。对低血压及低血容量患者应先予以纠正，以维持足够的脑及全身灌注。此外，血糖检查是必须的。一方面，低血糖患者有可能出现卒中样症状；另一方面，24 小时内血糖升高的急性缺血性脑卒中患者预后较血糖正常者更差。因此，需密切监测急性缺血性脑卒中患者的血糖水平，将血糖控制在 7.8 ~ 10.0 mmol/L。

在药物治疗方面，建议急性缺血性脑卒中患者在发病后的 24 ~ 48 小时内服用阿司匹林，而采取了静脉溶栓治疗的患者，通常推迟到溶栓治疗 24 小时后服用阿司匹林。以下 2 种情况可考虑不推迟服用阿司匹林：①服用阿司匹林显著获益；②停用阿司匹林将导致风险显著增加。对轻型缺血性脑卒中患者，可在发病 24 小时内启动双重抗血小板治疗（常用的药物是阿司匹林和氯吡格雷）并持续 21 天，这对预防早期脑卒中复发有益。对非心源性急性缺血性脑卒中患者，建议使用抗血小板药物而不是口服抗凝药物治疗，以降低脑卒中和其他心血管事件的复发风险。对于大多数伴有房颤的急性缺血性脑卒中患者，在发病后的 4 ~ 14 天采取口服抗凝药物治疗是合理的。对于发病时已经服用了他汀类药物的缺血性脑卒中患者，建议在急性期继续服用他汀类药物。对于决定采取他汀治疗的急性缺血性脑卒中患者，应尽早使用他汀类药物治疗。

在生活方式方面，患者在脑卒中发生的 24 小时内应适当卧床静养，不应过早或过量活动。医生应在患者完成急性期治疗准备出院前准确评估其日常生活能力、情绪和神经功能，并根据评估结果安排出院和制订康复计划。对于有残余功能障碍的急性脑卒中患者，建议由具备康复专业知识的医生对其进行功能评估和康复指导。此外，强烈建议所有吸烟的脑卒中患者戒烟，或在住院期间采取药物治疗和行为支持相结合的干预措施达到戒烟目的。

同时，避免吸入二手烟。

脑卒中患者在医院接受的是急性期治疗——帮助患者度过危险期、预防复发及治疗相关合并症。在此期间，医院会为每位患者成立一个医疗工作组，向其提供医疗服务，包括对患者进行各种检查以明确脑卒中的严重程度，如一般体征、脑梗死面积或脑出血变化情况及心肺合并症等。简而言之，医疗工作组在这个阶段的目标就是最大限度地挽救患者生命。

功能康复是脑卒中患者身体恢复的核心环节，尽管其无法逆转脑部病变，或使患者完全恢复到发病前的功能水平，但可帮助患者重建生活自理能力及患侧肢体功能，提升日常活动参与度。一般来说，最初的几个星期恢复得最快。患者会出现不同程度的自然恢复，这得益于我们身体强大的自愈能力，有些患者可能并不需要采取康复治疗（如病情轻微或在院期间已经基本恢复）。而因病致残较为严重、不能自行康复的患者往往需要更长的恢复时间。医生熟悉各种康复方法，也了解患者情况，可以给予患者正确、科学、有效的康复指导，协助患者和家属选择适合的康复方案。因此，患者和家属应积极与医生沟通。此外，患者的功能康复是循序渐进的，不可急于求成。

脑卒中的危险因素

有哪些危险因素会增加脑卒中的发病风险呢？这里先要明确两个概念——**不可干预**的危险因素和**可干预**的危险因素。

不可干预的危险因素包括年龄、性别、种族、家族史、既往病史等。如在发病率方面，老年人高于年轻人；男性高于女性；家族中如果有多人发生过脑卒中，其后代发生脑卒中的风险更高；发生过脑卒中的人复发风险更高；不同种族的人发病情况也不同。因此，有以上不可干预危险因素的群体需要更加注重定期体检，同时控制可干预的危险因素，降低发病风险。

脑卒中的大部分危险因素是可干预、可控制的。科技的进步、现代医学的发展，使我们可以通过积极的干预措施将脑卒中的发生率降低 80% 以上。这些可干预的危险因素包括高血压、高血脂、糖代谢紊乱和糖尿病、超重和肥胖、缺乏运动、营养不良（特定微量营养素缺乏）、睡眠呼吸暂停综合征、吸烟、酗酒等。

可干预的危险因素是指通过积极地改变生活方式或医疗干预等合理手段降低个体发生脑卒中的风险。例如，在目前的医疗技术下，大多数早期的动脉粥样硬化斑块是可以稳定下来甚至逆转的。早发现、早治疗是应对的关键。2015 年的一项多中心研究结果显示，在全国 25 个省市 41 家医院的 20 570 例脑卒中住院患者中，入院前多重危险因素占比最高的为高血压（75.5%），其次为高血脂（53.5%）、糖尿病（37.3%）和吸烟（33.2%）（图 1-1-2）……由此可以看出，高血压、高血脂和糖尿病是脑卒中患者最常见的三个危险因素，而吸烟是脑卒中患者最常见的不良生活方式危险因素。因此，控制好这些危险因素就有极大的可能不发生脑卒中。

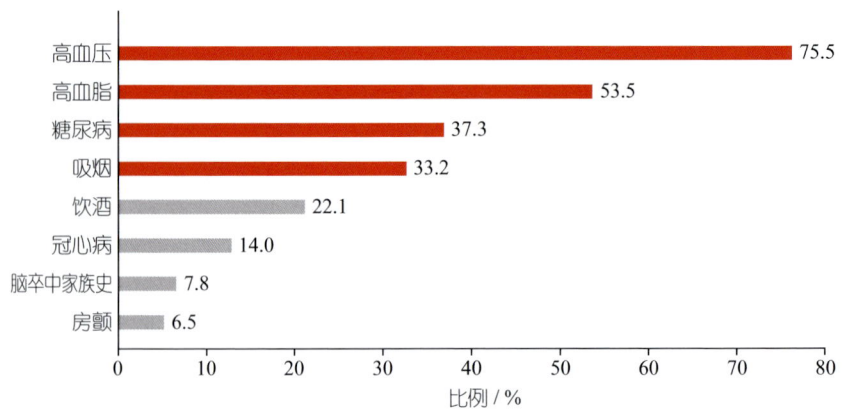

图 1-1-2 脑卒中的危险因素占比

健康加油站

危险分层的概念起源于20世纪中叶，它根据患者的具体情况（如疾病状态、并发症、危险因素等）将其分为不同的危险等级，以便制订针对性的管理和干预措施。随着对心血管疾病研究的深入，人们意识到需要一种方法来预测心血管不良事件（如心肌梗死等心脏疾病）的风险。1948年在美国启动的Framingham研究是心脑血管疾病危险因素研究的典范之一。它是一项关于心血管疾病发病率的前瞻性流行病学研究。该研究最初纳入了美国马萨诸塞州弗雷明汉地区的5209名居民作为研究对象，后续纳入人数逐年增加。研究每两年评估一次随访结果与疾病发病率之间的关联。随着研究的不断发展，Framingham卒中风险评估量表（FSP）应运而生。FSP把性别、年龄、收缩压、是否接受降压治疗、糖尿病、吸烟、房颤、左心室肥厚及体重视为危险因素。它评估个体10年后发生脑卒中的累积风险，并将危险分层分为三层，即低危（累积风险＜5%）、中危（累积风险5%～10%）和高危（累积风险＞10%）。当个体被评估为高危时，就应启动一级预防管理。该评估还建议所有人群都需要做脑卒中风险评估，以监测是否达到预防和干预的阈值。1948年至今，卒中危险分层观念逐渐成熟并在全世界广泛应用，它不仅用于评估人群总体的脑卒中风险，还用于个体危险因素的分层干预（如血脂等）。

脑卒中的防治策略和诊断流程需始终贯彻危险分层理念，用药方案也应严格基于分层评估结果。只有通过精准分层、科学干预，才能实现最优化的预防与治疗效果。

1.2 高血压

你知道目前中国患病率最高的慢性病是哪一种吗？高血压、糖尿病、慢阻肺还是冠心病？答案是高血压！

血压是血液循环对动脉血管壁的侧压力。它有两个数值，高的数值叫收缩压，低的数值叫舒张压。收缩压是当心脏收缩，血液从心脏流出时对动脉血管壁产生的压力。舒张压是当心脏舒张时，血液对动脉壁产生的压力。就像水管里的水流会对水管壁造成压力一样，身体里的血液在血管里流动时，也会不停地冲击血管壁，对血管壁施加压力。如果这个压力超过一定的数值，就是"高血压"。长期处于"高血压"状态会增加动脉壁负荷，使其逐渐硬化、弹性降低，此时心脏必须加倍工作才能保证血管内有足够的血流。需要注意的是，不是收缩压和舒张压都超过一定的数值才是高血压。65岁及以上的老年人因血管弹性变差，常出现收缩压高于正常水平（≥140 mmHg）而舒张压正常（＜90 mmHg）的情况，这称为"老年收缩期高血压"。与之概念相近的是"单纯性收缩期高血压"，它是高血压的一种特殊亚型，其核心特征为收缩压（≥130 mmHg）而舒张压（＜80 mmHg），常见于长期处于压力下的中青年。

我国对高血压的定义是首诊发现收缩压≥140 mmHg和（或）舒张压≥90 mmHg时，建议在4周内复查2次，且非同日3次测量均达到上述诊断界值，即可确诊。需要注意的是，如果既往有高血压病史，且目前正在使用降压药物，即使血压低于140/90 mmHg，也要诊断为高血压。但因应激反应造成的一过性血压升高，并不能算是高血压。

高血压是目前最常见的一种慢性疾病，全球有约15亿高血压患者。我国高血压总患病人数接近3亿，相当于每3～4个成年人中，就有1个是高血压患者。一项关于中国人口健康的研究报告显示，仅 2017 年一年，高血压就导致了 254 万人死亡。持续的高血压状态，会损伤人体多个器官，而心脏、大脑、肾脏这些重要脏器将首先受到损害。据统计，我国 80% 以上的脑卒中、50% 的心肌梗死、25% 的肾衰竭都与高血压密切相关。将血压控制在合理范围，可使脑卒中的发生率降低 35%~40%，心肌梗死发病率降低 14%，肾衰竭发病率降低 42%！

可以看出，高血压和脑卒中的关系十分密切，在脑卒中的众多危险因素里，如果只能选择一种危险因素进行治疗，毫无疑问是高血压。但是，大多数高血压患者并没有症状表现，只是在血压检查时发现数值有点偏高，并没有任何的不舒服。因此，有些已经确诊为高血压的患者不愿服药，一是担心降压药有成瘾性，需终身使用；二是误以为长期用药会引发药物耐受性。而有的人担心"年纪轻轻就吃降压药，会伤肝伤肾、影响生育"。还有些人觉得"血压高点儿没啥，只要没有不舒服的感觉就不用监测，更不用治疗"，甚至相当多的人认为"血压随着年龄增长而升高，是正常的生理现象，尤其是老年人，血压高点儿没事，不用严格控制，血压低反而危害更大"。

有以上想法的话就大错特错了！高血压的"无症状"表现，恰恰是一种典型的"灰犀牛"现象。请大家想象一下，在一望无际的非洲大草原上，远处有一头体型巨大的灰犀牛在慢悠悠地散步。虽然不可能忽视它的存在，却也觉得没有紧急逃离的必要，直到这头看上去行动笨重迟缓的猛兽突然向我们狂奔时，再想躲开却为时已晚。所以，高血压没有症状表现，不等于没有危险，而这就是为什么高血压又被称为"无声的杀手"。

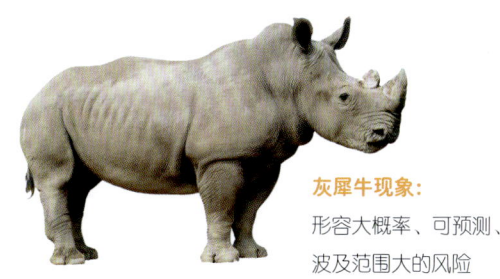

灰犀牛现象：
形容大概率、可预测、波及范围大的风险

高血压需要终身监测和治疗，而药物是最常用的治疗手段。如果认真且坚持服药，绝大多数情况下可以将血压控制在正常范围内，真正的难治性高血压非常少见。药物治疗高血压失败的原因只有一个，就是患者自行停服降压药！在我国，高血压患者的服药率和控制率均相对较低，分别只有 45.8% 和 16.8%，这一现状凸显了高血压管理面临的严峻挑战。低服药率意味着有相当一部分高血压患者未能遵医嘱规律服药，有擅自减药、停药的情况。而低控制率则表明，即使在已经接受治疗的患者中，血压得到有效控制的比例也远低于目标水平。因此，高血压管理任重而道远。

正确监测血压非常重要。有的人认为测量出的血压值并不高，或者父母都没有高血压，自己就不会患高血压。这种观点是错误的！随着年龄的增长，血管会出现动脉硬化的情况，有些人会因此出现高血压。所以，即使家族内都没有高血压病史，也应每年至少测量 1 次血压。基于高血压防控的紧迫性，《中国高血压防治指南（2024 年修订版）》明确规定，12 岁以上青少年需每年接受至少 1 次血压测量，以实现疾病的早筛早治。

有的人在诊室测得的血压是正常的，但是夜间或清晨起床后血压值高且波动大，这又是怎么回事呢？一般来说，血压在一天的 24 小时内并不是一成不变的，随着昼夜交替，有一定的变化规律。正常血压呈杓型曲线，即夜间血压下降比值在 10%～20%，为正常昼夜节律；反杓型血压是夜间血压与白天相比不降反升，即夜间血压下降比值＜ 0（负数）；非杓型血压是指血压在夜间与白天类似，即夜间血压下降比值＜ 10%（没有明显下降），这种情况提示昼夜节律减弱或消失；超杓型血压是夜间血压下降过低，即夜间血压下降比值＞ 20%，后三种也称异常杓型曲线（图 1-2-1）。这里的白天和夜间是人为划分的，白天指 6 时至 22 时，夜间指 22 时至次日 6 时。高血压患者的血压调节能力减弱，更易出现血压波动，即异常杓型曲线。因此，在高血压管理过程中，应充分考虑影响血压变化的因素，选择最佳治疗方案，既要降低血压水平,也要控制血压的稳定性。

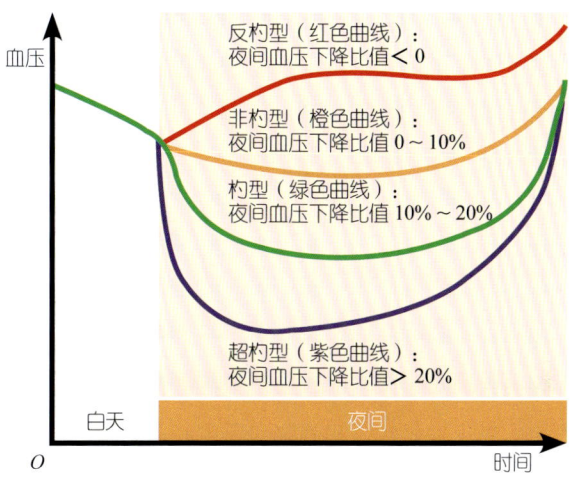

图 1-2-1 血压的节律变化

动态血压昼夜节律计算方法:

$$夜间血压下降比值 = \frac{白天平均血压值 - 夜间平均血压值}{白天平均血压值} \times 100\%。$$

血压监测也与测量方式和时间点有关。体位性低血压是指从卧位改变为直立体位的 3 分钟内,测得收缩压较平时下降 ≥ 20 mmHg 或舒张压下降 ≥ 10 mmHg,同时伴有头晕、恶心、身体乏力等症状。其发生率在老年人群中显著升高,这主要与其自主神经调节功能衰退有关。当高血压患者伴有糖尿病、低血容量,或使用利尿剂、扩血管药物及精神类药物时,更容易发生体位性低血压,甚至出现晕厥。因此,患者应注意起身时动作要缓慢;必要时可以穿弹力袜,加强下肢肌肉力量训练;有突发不适,应及时就医。

一些患有高血压的老年人在用餐后会出现低血压的情况,这是怎么回事呢?出现这种情况的老年人往往存在一些基础疾病,如糖尿病、帕金森病、肾功能衰竭或多器官功能衰竭等。当血容量不足、利尿剂或降压药使用过量、体位改变时就容易出现餐后低血压。当然，还有一些诱发因素，如高糖饮食、进食过多、进食过热等。建议增加餐前饮水、采取低糖饮食模式、少量多餐、餐后保持半坐半卧位、餐中禁酒、避免餐前服用降压药等方式避免餐后低血压的发生。

约 70% 的高血压可归因于不健康的生活方式，因此，治疗高血压可采取药物干预与生活方式调整相结合的策略，产生协同降压效应。有的人认为服药后血压值低于 140/90 mmHg，就代表"正常了""治好了"，便自行停药。但是，根据目前对高血压的诊疗和控制效果来看，数值正常并不代表完全治愈。因此，建议所有高血压患者都应坚持服药甚至终生服药，一旦停药，血压可能比服药前还高。大多数人知道高血压患者应当少吃盐，因为过量摄盐时，人体的血容量会明显增加而造成血压升高；钠盐过多也会激活"肾素－血管紧张素系统"，造成血压升高。因此，少吃盐是有一定的道理的，但单纯减少盐的摄入并不能治愈高血压。此外，还有些人认为患高血压后应当多注意休息，但单纯依靠休息也并不能治愈高血压。

1.3 高血脂（脂代谢紊乱）

体检项目中我们经常看到有血脂检查，但可能并不知道血脂是什么，更不了解血脂过高与脑卒中的密切关系。

血脂检查指标主要包括总胆固醇（TC）、甘油三酯（TG）、低密度脂蛋白胆固醇（LDL-C）和高密度脂蛋白胆固醇（HDL-C）。该检查用于评估血液中脂质代谢状况，对预防和治疗心脑血管疾病有重要意义。

TC 反映了血液中胆固醇含量的总和。胆固醇是人体必需的脂类物质，但过量会影响健康。它主要来源于人体自身的合成，70%~80%的胆固醇由肝脏合成。许多食物也是胆固醇摄入的重要来源，包括鱿鱼、蟹黄、肥肉、奶油、各种糕点等，它们富含胆固醇和饱和脂肪酸，而饱和脂肪酸可以转化为胆固醇。

胆固醇在人体的血液中是通过脂蛋白来运输的，就像转运车一样，负责把胆固醇运送到全身各处，这种搭载了胆固醇的脂蛋白就是LDL-C。但血液中过多的LDL-C容易沉积在血管壁的内膜层，逐渐形成动脉粥样硬化斑块，使血管变窄、变硬。当这一情况发生在脑血管时，会影响脑部的血液供应。斑块一旦破裂，会引发凝血反应，形成血栓，堵塞脑血管，从而导致缺血性脑卒中的发生。这就是为什么LDL-C被称为"坏胆固醇"。但有坏就有好。HDL-C被称为"好胆固醇"，它与LDL-C同时工作。HDL-C把多余的胆固醇送回肝脏进行处理，就像一个勤劳的清洁运输工，帮助清除多余的胆固醇，具有抗动脉粥样硬化的作用。

我们知道了血脂中的危险因素主要来自血液中的"坏胆固醇"，也就是过多的LDL-C。在血脂检查中，LDL-C和TC是两个重要的指标。高血脂一般就是指这两个指标的升高。

本书对高血脂的定义使用了医学术语"脂代谢紊乱"。脂代谢紊乱并非一种疾病，而是一种高危状态。脂代谢紊乱也称为血脂紊乱，是先天性或获得性因素造成的血液及其他组织器官中脂质（脂类）及其代谢产物的质和量的异常。而高脂血症是血液中的脂类物质（主要是TC、TG、LDL-C等）含量超出正常范围的一种疾病。随着年龄增长，累积发生心脑血管疾病的风险亦随之上升，上升幅度与LDL-C水平相关。越来越多的研究证实，LDL-C越低，脑卒中发生和复发的风险越低。因此，高脂血症可以视为脂代谢紊乱的一种具体表现，而脂代谢紊乱可能导致高脂血症。

2006年，"强化降胆固醇治疗预防卒中研究（SPARCL）"的结果表明，

LDL-C 平均水平降至 4.05 mmol/L（72.9 mg/dL）时，主要脑血管事件风险降低。该研究是首个非冠心病患者采用强化他汀方式治疗来减少心脑血管事件复发风险的里程碑式的研究。

2015 年，"进一步降低终点事件：维妥立（依折麦布辛伐他汀片）疗效国际试验（IMPROVE-IT）"的结果表明，LDL-C 平均水平降至 1.4 mmol/L（53.7 mg/dL）时，可进一步降低心血管事件发生率。该研究是首个利用胆固醇吸收抑制剂与他汀联合用药以减少高危患者心脑血管事件而使患者获益的研究，同样具有里程碑式的意义。

2017 年，"高风险受试者胆固醇吸收抑制剂心血管结局进一步研究（FOURIER）"的结果表明，LDL-C 中位水平降至 0.78 mmol/L（30 mg/dL）时，可进一步降低心血管致死、心肌梗死或脑卒中的发生风险。该研究首次对高危动脉粥样硬化性心脑血管疾病患者使用了胆固醇吸收抑制剂，显著降低了患者发生心脑血管事件的风险。

所以，为了血管健康，降低脑卒中发生的风险，必须定期监测血脂水平，特别是 LDL-C 和 TC 这两个指标。建议 18～40 岁的成年人每 2～5 年进行 1 次血脂检查；40 岁及以上的成年人每年应至少进行 1 次血脂检查。

对于没有其他疾病的单纯性血脂异常患者，可通过规律锻炼、低脂饮食及服用降脂药物进行干预，建议将 TC 控制在 5.18 mmol/L 以下、LDL-C 控制在 3.4 mmol/L 以下；若 LDL-C 连续 3 个月超过 3.4 mmol/L，则需在生活方式干预的基础上加用他汀类药物进行强化降脂。

需要强调的是，判断个体血脂是否异常或是否需要服药，不同人群的标准是不一样的。应先评估动脉粥样硬化性心血管疾病风险情况，一般来说，风险越高，要求 LDL-C 指标降得越低。有的人即使将 LDL-C 指标控制在 3.4 mol/L 以下也需要服用他汀等降脂药物。

经常有脑卒中患者问医生，"我血脂不高，化验单上并没有向上的箭头，为什么还要吃降脂药？""我的甘油三酯升高了，为什么不用吃降脂药？"虽然很多医院的血脂化验单上注明了各项血脂指标的正常值范围，但是否需要服用降脂药，并不能完全依据此指标范围，而需要结合患者的具体情况。因为化验单上正常值的参考范围仅适用于健康人群，对于已经发生脑卒中的患者来说，这一数值范围虽然同样具有指导意义，但并不完全适用。所以，不要因为化验单中各项血脂参数均在正常范围内就盲目认为是"血脂正常"，也不要因为一些指标低于"正常值"而自行停服降脂药。此外，胆固醇控制达标对于降低糖尿病患者的心脑血管事件发生风险也很重要。血脂化验单上没有箭头并不等于糖尿病患者的血脂控制达标了。这同样是因为参考范围来自健康人群。糖尿病患者的 LDL-C 指标应低于健康人群，且因人而异。

仍然有患者仅凭血脂化验单上的数值和箭头作为是否继续服药的"金标准"，在没有医生评估的情况下就自行减少或停止服用他汀类药物，这是十分危险的行为！再次强调，服用降脂药期间，化验单中的血脂指标达标并不意味着可以停用降脂药，患者应在医生指导下继续用药，并定期复查。贸然停药，大部分患者会出现胆固醇水平反弹，加速动脉粥样硬化发展，增加罹患脑卒中的风险！

1.4 糖尿病

糖尿病是一组由多病因引起的、以慢性血糖升高为特征的代谢性疾病，由于胰岛素分泌和（或）胰岛素利用缺陷所引起的血糖过高、脂肪和蛋白质代谢紊乱，可引发包括脑卒中在内的多系统疾病。严重者更容易发生酮症酸中毒等急性并发症或血管、神经病变等慢性并发症。糖尿病在我国也是常见

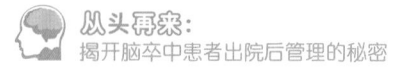

疾病，患者数高达 1.41 亿。

糖尿病的病因及发病机制尚不明确，但其发病与遗传和环境因素有关。1 型糖尿病主要因胰岛素的绝对缺乏，2 型糖尿病主要因胰岛素的相对缺乏或胰岛素抵抗。因此，1 型糖尿病患者必须接受胰岛素治疗，而 2 型糖尿病患者可以选择胰岛素和（或）其他药物治疗。大多数成年人的糖尿病属于 2 型糖尿病。

1 型糖尿病患者最典型的表现是"三多一少"，即多饮、多食、多尿和体重减轻。多数 2 型糖尿病患者并没有典型的临床表现，反而是当出现糖尿病并发症，如手脚麻木、视物重影、视物模糊、脚趾发黑、肾功能不全、间歇性跛行，甚至发生了脑卒中时，才发现已患糖尿病，且达到靶器官损伤阶段了。

糖尿病的诊断基于血糖水平检测的结果。血糖水平受到众多因素的影响，如饮食、运动、熬夜、压力及妊娠等，而肝脏病变（如慢性肝炎、肝硬化等）、肿瘤（如胰高血糖素瘤、嗜铬细胞瘤等）及甲状腺功能亢进等疾病，也可能引起血糖升高。

这里我们先要区分两个概念，即糖尿病和血糖高。二者的区别在于，糖尿病是血糖多次高出正常标准的疾病，有严格的评估标准和流程。而血糖高是单次化验的结果，血糖高不一定就是糖尿病。血糖正常指空腹血糖值应为 3.9～6.1 mmol/L 且餐后 2 小时血糖值 ≤ 7.8 mmol/L。临床上，当空腹血糖值 ≥ 7.0 mmol/L 且餐后 2 小时血糖值或随机血糖值 ≥ 11.1 mmol/L，同时合并糖尿病症状，且在排除其他疾病后，才可诊断为糖尿病。

糖化血红蛋白（HbA1c）是红细胞中的血红蛋白与血清中的糖类相结合的产物，这一过程是缓慢、持续且不可逆的。HbA1c 水平可以间接反映人体近 3 个月的平均血糖情况，是目前公认的诊断、治疗中监测及预后评估糖尿病患者血糖控制状况的可靠指标。《中国 2 型糖尿病防治指南（2020 年版）》中，将 HbA1c 水平 ≥ 6.5% 作为糖尿病的诊断标准；HbA1c 水平在

5.7%～6.4% 时视为糖尿病高危，预示着人体正处于糖尿病前期阶段，如果不加以干预和控制，未来发生糖尿病的风险将显著增加。

HbA1c 与其他血糖测量值之间有一定的换算关系，为临床工作者和患者提供了一个快速估算血糖值的参考依据（表 1-4-1）。例如，患者 HbA1c 测得值在 6.5%～6.9%，那么对应的平均空腹血糖值是 7.7 mmol/L，平均餐后 2 小时血糖值是 9.1 mmol/L。

表 1-4-1　糖化血红蛋白与平均空腹血糖、平均餐后 2 小时血糖数值的换算关系参考

糖化血红蛋白/%	平均空腹血糖/(mmol/L)	平均餐后 2 小时血糖/(mmol/L)
6.0	—	—
6.1～6.4	6.6	8.0
6.5～6.9	7.7	9.1
7.0	—	—
7.1～7.4	8.4	9.8
7.5～7.9	8.6	10.5
8.0	—	—
8.1～8.5	10.5	11.4

口服葡萄糖耐量试验（OGTT）也是临床上常用的检查血糖的方法。成年人在空腹状态下，一次性口服一定量的葡萄糖（通常为 75 克无水葡萄糖溶于 250～350 毫升水中），5 分钟内喝完，从喝第一口糖水开始计时，分别在 30 分钟、60 分钟、120 分钟时抽取静脉血。这种方法排除了进食量和进食种类的影响，可以有效地帮助医生判断血糖升高的程度，为糖尿病诊断提供客观依据。

相比西方人群，我国糖尿病患者的餐后血糖水平高于标准的比例更高。长期生活在欧洲的 2 型糖尿病患者餐后血糖升高的比例约为 35%，中国则

约为45%。这主要与我们的饮食结构有关，中国人的饮食常以碳水化合物为主，如面条、馒头、米饭等。碳水化合物在西式餐饮中仅占20%~30%，而在中式餐饮中占60%~70%，这种高碳水化合物占比的饮食结构很容易造成餐后血糖升高。

大部分医院和体检机构的糖尿病常规筛查都仅测空腹血糖，这就使那些空腹血糖水平在标准范围内，但餐后血糖升高的患者未被及时识别。有数据显示，在仅测空腹血糖的情况下，可能会漏诊一半以上的餐后血糖高的糖尿病患者，致使很多人并不知道自己已经患上糖尿病。

大部分糖尿病并发症来源于血管受损，持续的高血糖会导致血管硬化。血糖的波动伤害了大血管内皮细胞。糖尿病前期（空腹血糖受损或糖耐量异常）就发生急性心肌梗死或急性脑梗死的情况并不少见。有研究表明，与非糖尿病人群相比，糖尿病患者发生大血管并发症的风险会增加2~4倍。而大血管并发症通常指的是冠心病、脑卒中等心脑血管疾病。

糖尿病早期由于血糖值仅有轻度至中度的升高，又没有明显症状，患者很难察觉到身体上的变化，因此不愿意通过改变生活方式来调节血糖水平，更不愿意服药或注射胰岛素进行降糖治疗。在大众的认知中，得了糖尿病都是先吃药，实在控制不住了，才考虑采取注射胰岛素治疗，并且担心这种方式会形成终身依赖。这就导致许多糖尿病患者即使在降糖药效果不佳，甚至出现了明显的药物副作用的情况下，仍然不接受采用注射胰岛素的方式治疗，延误了病情。

胰岛素是降血糖激素，当胰岛β细胞功能衰竭或胰岛素抵抗导致胰岛素作用不足时，会发生糖代谢异常，从而引发糖尿病。因此，糖尿病患者注射胰岛素是控制血糖的有效方法。

脑卒中急性期患者常出现血糖水平异常升高的情况，这可能是患者原有的糖尿病导致的，也可能是应激性反应导致的。尽管化验结果可能显示胰岛素分泌量正常甚至偏高，但由于身体当中的胰岛素分泌相对不足或存在胰岛素抵抗，血糖水平往往居高不下。此时，医生通常会采用短期胰岛素强化治疗的方式，让患者身体中的胰岛 β 细胞获得一个"窗口期"、得到充分的休息。这种方式可以最大限度地控制血糖水平，修复胰岛 β 细胞功能。一旦脑卒中急性期过去，胰岛素抵抗得到缓解，多数患者就不再需要注射胰岛素了。

目前，糖尿病尚无法根治，任何"根治糖尿病"的宣传均属无稽之谈，切勿轻信！我们能做的是秉承"五驾马车"的综合管理理念，即以糖尿病教育为核心，通过调整饮食、合理运动、药物治疗及自我监测的整合方式，将血糖控制在相对正常范围内，预防病情发展。

1.5 心房颤动

心房颤动（简称房颤），是一种疾病，也是常见的心律失常类型之一。它是指心脏的两个心房（左心房和右心房）原本正常、有序、同步的活动变得混乱和低效，产生快速而不规则的颤动。这种不规则颤动使心房无法有效地将血液泵入心室，导致心脏的血液搏出量减少。同时，心室的跳动也会变得不规则（通常较快），影响了心脏的正常功能。房颤的标志性特征是心律绝对不齐、第一心音强弱不等。房颤患者的重要病理生理特征是心室率紊乱、心功能受损、血栓风险增加。正常成人的静息心率为每分钟 60~100 次。房颤患者的心率很快且不规则，有时可达每分钟 100~160 次（图 1-5-1），而心房颤动波（f 波）的频率更高，可达每分钟 350~600 次。

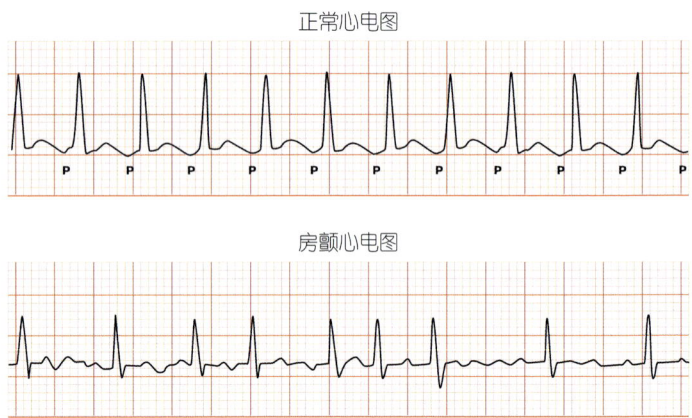

图 1-5-1 正常心电图和房颤心电图

根据房颤发作的持续时间可以将房颤分为阵发性房颤、持续性房颤、长程持续性房颤和永久性房颤（表 1-5-1）。

表 1-5-1 房颤的分类和定义

分类	定义
阵发性房颤	发作后 7 天内能够自行或干预后终止的房颤，发作频率不固定
持续性房颤	持续时间超过 7 天的房颤
长程持续性房颤	持续时间超过 12 个月的房颤
永久性房颤	医生和患者共同决定放弃恢复或维持窦性心律的一种房颤类型，反映了患者和医生对于房颤的一种治疗态度，并不是房颤自身的病理性特征

常规心电图（ECG）检查能清晰地显示出房颤的特点，即快速而不规则的颤动波（f 波）。阵发性房颤（间歇性发作房颤）往往不能通过普通心电图检测出来，需要通过动态心电图检查。动态心电图（Holter）能够连续记录患者 24 小时甚至更长时间的心电活动，从而提高偶发房颤的检出率。此外，家庭可穿戴设备，如具有心电监测功能的手表等也逐渐成为日常生活中监测

心律失常的便捷工具。

房颤在老年人群体中的发病率相对更高，但也并非老年人的专属疾病。房颤可发生在任何年龄段。随着生活方式的变化和环境因素的影响，年轻人的房颤发病率呈上升趋势。年轻人出现房颤的原因可能包括遗传因素、心脏结构异常、高血压、代谢性疾病（如肥胖症、糖尿病）、甲状腺功能异常、酗酒、吸烟、过量使用咖啡因和兴奋剂，以及长期处于压力或焦虑状态。

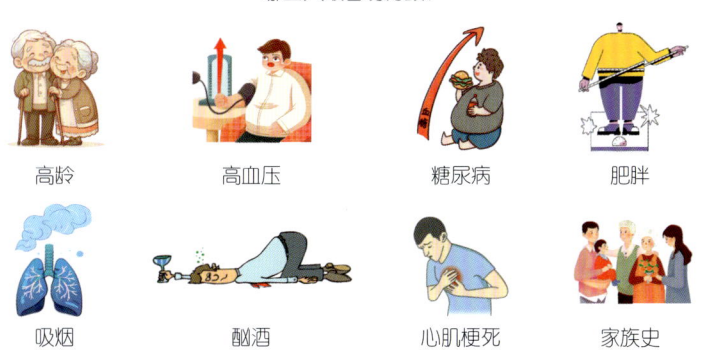

哪些人最容易房颤？

高龄　　高血压　　糖尿病　　肥胖

吸烟　　酗酒　　心肌梗死　　家族史

房颤最大的危害是引发脑卒中，它是发生心源性脑卒中的独立危险因素。约 1/3 的房颤患者并无明显症状，很容易被误认为"只是心跳得乱一点""不会造成严重后果"。但部分患者会以脑卒中作为房颤的首发疾病——房颤时，心房失去有效收缩，血液淤积，尤其是在左心耳这个部位，血液流动缓慢并形成湍流，促使血小板和纤维蛋白聚集，导致心脏附壁血栓的形成。当血栓从心房壁脱落，随着血液循环移动时，很可能会进入脑部动脉，阻塞血管，导致局部脑组织缺血，引发缺血性脑卒中（图 1-5-2）。无论房颤是否是持续性的，从预防脑梗死的角度来说都需要抗凝治疗。

房颤增加了脑卒中患者不良预后的风险（图 1-5-3）。有研究显示，与其他原因所致脑卒中相比，房颤导致的脑卒中预后更差，其中 1 年致残率增加近 1 倍，死亡率增加近 2 倍。房颤患者 1 年内脑卒中复发风险远高于无房颤人群。

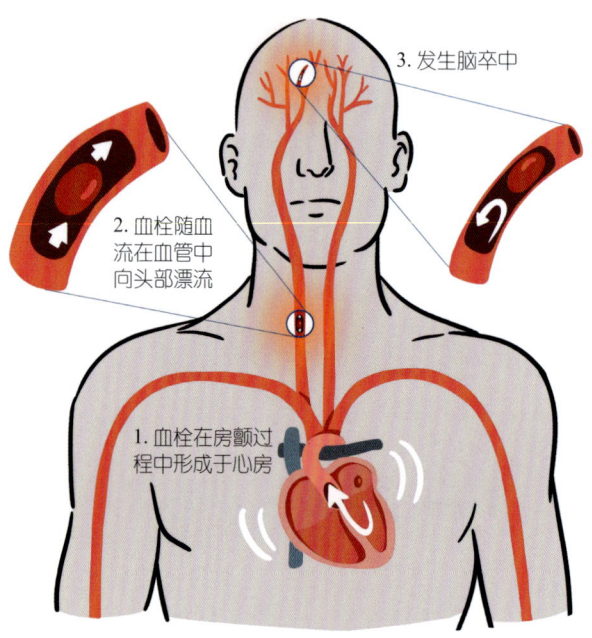

图 1-5-2　房颤引发缺血性脑卒中

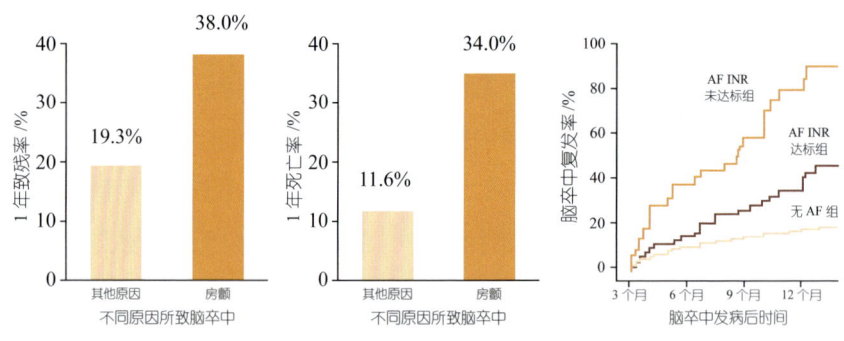

图 1-5-3　房颤增加脑卒中不良预后

1.6 吸烟

吸烟可谓百害而无一利！它损害身体的每一个器官，烟草中的毒性物质削弱人体的免疫功能，损伤细胞。吸烟导致的癌症几乎覆盖全身，有鼻咽癌、口腔癌、喉癌、肺癌、乳腺癌、食管癌、胃癌、肝癌、胰腺癌、肾癌、膀胱癌、宫颈癌、结肠癌、直肠癌和急性白血病等。

吸烟会加速动脉硬化进程，导致血流速度减慢、血液黏稠度升高，进而增加血栓形成的风险，最终诱发脑卒中。吸烟也会引起血管收缩，使血压升高、心率加快，破坏血管内皮，导致心血管疾病。吸烟者（包括既往吸烟的人），其动脉瘤破裂的风险均显著高于不吸烟者，吸烟的强度和持续时间与动脉瘤破裂的风险存在显著相关性。

可能大部分吸烟者都认可"吸烟有害健康"这一事实，但就是戒不掉。戒烟的难处究竟在哪里？为什么吸烟会上瘾？我们可以从以下3个因素的交互作用来了解这一复杂的成瘾机制。

生物学因素

众所周知，尼古丁是烟草中的主要成瘾物质，它通过激活大脑中的多巴胺系统来产生愉悦感。当尼古丁被代谢完毕，体内多巴胺水平会迅速下降，身体会出现一些不适症状，诱使吸烟者复吸（图1-6-1）。

社会环境因素

吸烟经常被错误地认为是一种成熟的标志。如在商务会谈、家庭聚餐和私密交谈等场合，它被视作拓展、沟通、维护人际关系及拉近心理距离的有效手段。受这种社会文化的影响，吸烟变成了群体认同和日常交往的社交工具。

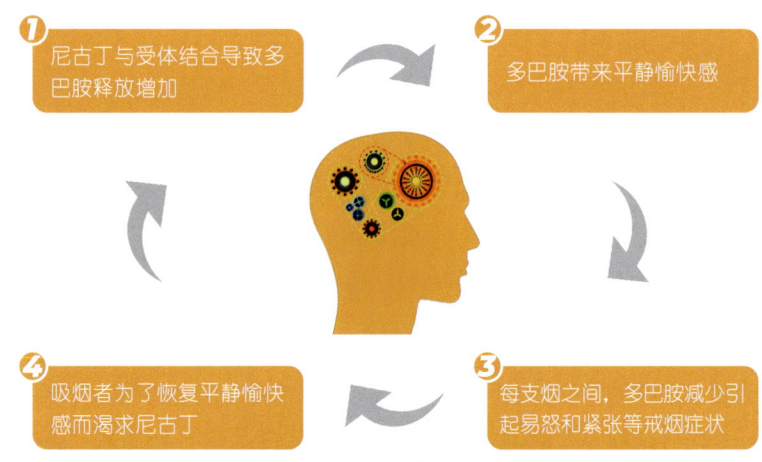

图 1-6-1 尼古丁的成瘾性机制

心理因素

当内心的压力无法通过其他有效且健康的方式缓解时，一部分人会通过吸烟来缓解压力。曾经有一位 67 岁的独居老人前来就诊。老人为男性，烟龄 40 余年，就诊时主诉头晕不适。经过检查发现老人已经出现了双侧大脑中动脉狭窄、颈动脉多发斑块、冠状动脉多支狭窄、右肾动脉狭窄及右下肢血管狭窄等多个心脑血管疾病的高危因素。继续吸烟只会加速全身动脉硬化。如果不及时戒烟，很有可能出现脑梗死、心肌梗死、肾功能衰竭、间歇性跛行等一系列疾病或症状，最终导致不可挽回的后果。因此，除了给予常规药物治疗外，医生还建议老人戒烟。可老人家却说，"我一辈子没有什么朋友，一直独居生活，心情不好的时候感觉吸烟能缓解些，而且戒烟太难了，这把年纪了也不想戒了。"经过反复沟通、宣教和戒烟指导（包括心理疏导、抗焦虑或抑郁的药物治疗等科学、健康的方式）的可行性展示，老人家终于欣然接受了，愿意戒烟。

吸烟的危害或许在一段时间后才逐渐显现，但戒烟的好处即刻可见，且远期好处更加明显。任何时候戒烟都不晚！有研究显示：

※ 停止吸烟 20 分钟，心率就会下降，血压也会小幅降低。

※ 停止吸烟 2 天后，尼古丁所致的不良反应就会消失。

※ 停止吸烟 2 个月左右，手部和脚部的血液循环就会得到改善。

※ 戒烟 1 年，冠心病的发病风险可降低 50%。

※ 戒烟 5 年，脑卒中的发病风险与不吸烟者水平相当。

※ 戒烟 15 年，冠心病的发病风险与不吸烟者水平相当。

为了健康，请立即戒烟！

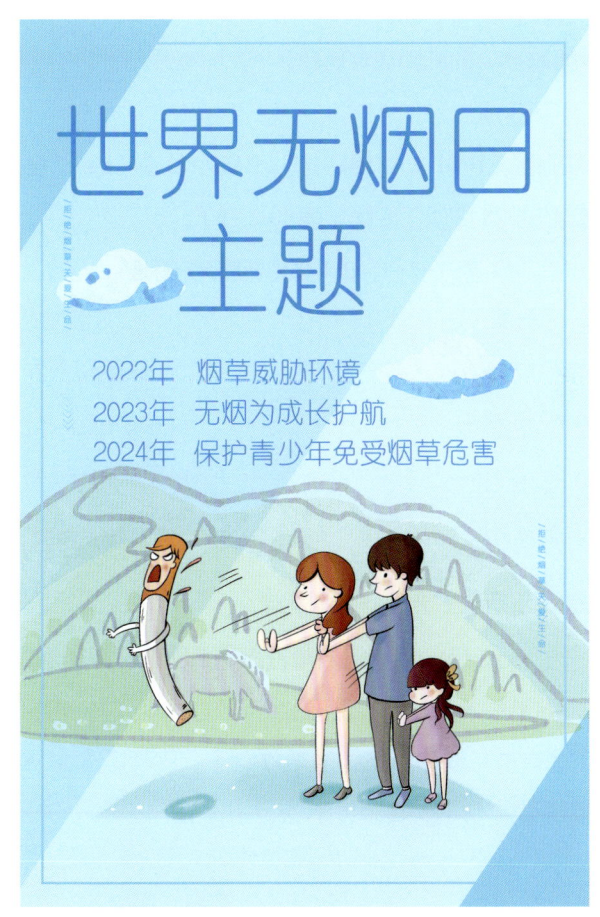

1.7 肥胖

肥胖指一定程度的明显超重与脂肪层过厚,是体内脂肪尤其是甘油三酯积聚过多而导致的一种身体状态。**肥胖症**是由于体内脂肪过度蓄积和分布异常,进而引发其他器官损伤的一种症候群,常伴有代谢综合征。作为一种慢性疾病,肥胖症需要长期的治疗和随访。因此,肥胖可以视为肥胖症发生的一个直接表现或结果,而肥胖状态也可能加剧肥胖症的发展。我们可以简单理解为肥胖不是疾病,而肥胖症是疾病!

肥胖的诊断标准

(1)体质指数(BMI)。计算公式:BMI=体重(kg)/身高^2(m^2)。通常认为 BMI 超过 28 即属于肥胖(表 1-7-1)。

表 1-7-1 BMI 值诊断肥胖的标准

分类	范围
肥胖	BMI ≥ 28.0
超重	24.0 ≤ BMI < 28.0
体重正常	18.5 ≤ BMI < 24.0
体重过低	BMI < 18.5

(2)腰围。该方法主要评估腹型肥胖。

被测量者保持站立位,用软尺测量其腋中线肋弓下缘和髂嵴连线中点水平位置处的体围周长,也就是腰部这两个骨节之间柔软多肉的部分中最窄的位置,该位置通常位于肚脐附近(图 1-7-1)。男性腰围 ≥ 90 厘米,女性腰围 ≥ 85 厘米,属于腹型肥胖(表 1-7-2)。

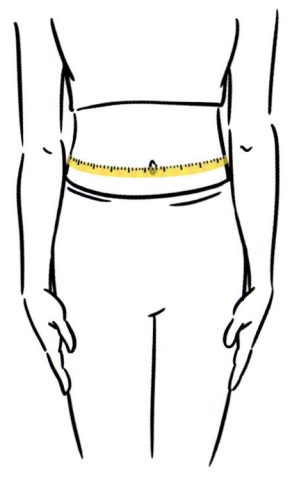

图 1-7-1 腰围的测量

表 1-7-2 利用腰围评估腹型肥胖

分类	男性腰围／厘米	女性腰围／厘米
腹型肥胖前期	85~90	80~85
腹型肥胖	≥90	≥85

两种肥胖体态

一种是显性肥胖,就是我们常说的"胖子"。还有一种是体型正常甚至看上去很瘦,但是局部脂肪含量增多及分布异常,常见于体重不超标但有腹型肥胖的人;也有很多运动量极少的人,用体重值或 BMI 值来评估肥胖时,数值上并不超标,但用腰围评估的时候却超标了,这就是所谓的"假瘦子",也叫隐性肥胖。之所以会出现这种情况,是因为运动量不足导致的四肢肌肉容量减小,而内脏、腹腔和腹壁的脂肪含量超标。无论是"胖子"还是"假瘦子",脑卒中的发生风险是一样高的。

肥胖也是危险因素

肥胖不仅是心脑血管疾病发生的一个独立危险因素，也是造成多个危险因素的"源头"，进一步加重对心脑血管的损害。①肥胖会导致血压升高。肥胖人群患高血压的风险是正常体重者的 1.28 倍，体重每增加 5%，高血压发病率增加 20%～30%。②肥胖是糖尿病的一个重要危险因素。糖尿病患者因胰岛素抵抗和高血糖状态，容易出现血凝块、血管损伤和动脉硬化，进一步增加了心脑血管疾病的风险。③肥胖者通常伴有高血脂。当血液中的 TC 和 TG 等脂质水平升高时，会促进其在血管内膜下的沉积，引发局部炎症反应和氧化应激，形成动脉粥样硬化斑块，增加心脑血管疾病的发生风险。有没有觉得很眼熟呢？没错！肥胖会诱发高血压、糖尿病及血脂异常等疾病，而这些疾病均是脑卒中的高危因素。所以，肥胖会通过多种机制影响心脑血管健康，我们应当高度重视！

改变生活方式是干预肥胖最"节能、高效"的手段之一。如我们常听到的六字箴言"管住嘴，迈开腿"。管住嘴，是指少吃碳水化合物和高脂肪类的食物，包括精米、精面这类主食，肥肉、蟹黄、鱿鱼这类的富含高胆固醇的动物性食品以及糕点、饼干、方便面、油炸食品和过度加工的零食。迈开腿，就是进行有效且适合的运动，如快走、慢跑、游泳、打乒乓球和打羽毛球这类有氧运动。每天进行 30 分钟以上的有氧运动，且每周至少运动 5 天，持续半年甚至更长时间能够达到减肥的效果。当然，运动减肥还应在专业指导下进行。

1.8 久坐和不健康饮食

健康是 1,财富是 0。没有了健康,再多的财富都将失去意义。在脑卒中可干预的危险因素中,除戒烟外,还有多种健康的生活方式可降低脑卒中发生的风险。包括规律运动、健康合理饮食、保持乐观心态、多与他人交流和经常动脑等。生活方式不健康,身心也很难健康。

大家都知道久坐伤身。清醒状态下,持续 60 分钟以上的坐、斜躺或躺卧的低能量消耗行为,即可视为久坐。研究发现,每日持续久坐时间＞6 小时的人与每日持续久坐时间＜2 小时的人相比,患慢性病的风险增加了 26.7%,如缺血性心脏病、糖尿病、抑郁症、偏头痛、痛风等 12 种慢性病。久坐会导致血管内皮功能异常,增加活性物质释放,引起血管收缩,使血压升高。最新研究表明,每天 30～40 分钟的中等强度到高强度的运动可以抵消 10 个小时久坐带来的危害。

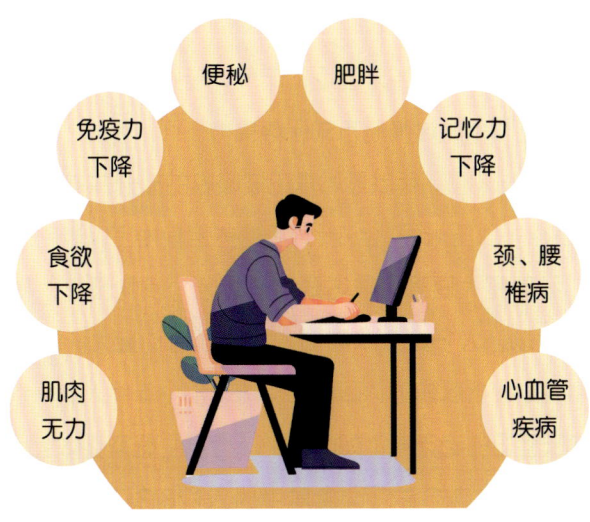

久坐的危害

因此，应时刻提醒自己，尽量不要长时间久坐，建议每30分钟进行一次下肢间歇性活动，例如，在座位上动动脚趾、敲敲腿，或去趟卫生间，以打破持续静坐状态。所有人都应当避免长时间静坐不动，包括长时间的伏案工作、驾驶、乘坐交通工具、刷手机、看电视或电影及玩电子游戏等。

身体活动和规律运动能显著加快全身细胞、组织和器官的新陈代谢，促进血液循环，降低血栓形成的风险。规律运动可以降低血压、血糖、血脂，减轻体重，改善心脏健康，增加"好胆固醇（HDL-C）"，促进积极乐观的心态等，让身心感觉更好！平时有规律运动习惯的人，发生脑卒中的风险较缺乏者低20%～30%。总之，任何形式的身体活动均有益健康，规律运动更能锦上添花！因此，定期散步、跑步或其他规律运动都是预防脑卒中发生的有效措施，对脑卒中患者的康复也有很大助益。请相信，哪怕是很小的良好运动习惯，也会在日积月累中对健康产生积极影响。

饮食与脑卒中发病风险有关。我们常听老一辈人说"多吃点咸的，身上能有劲儿！"有人可能会问，老 代人用盐量并不少，怎么没出现那么多的高血压和脑卒中患者呢？

今时不同往日，在物质相对匮乏的年代，新鲜食材少之又少，冰箱更是难得一见。而食盐可以通过腌制方式保存食材。而且当时的人们多以体力劳动为主，强度大、出汗多，所以最后真正被吸收的盐分并不多。此外，精米、精面也较少，主食多以玉米面、全麦、荞麦这些粗粮为主，偶尔补充一些土豆、玉米、山药、红薯和大豆等。最重要的是，因为食物匮乏，每餐可能只能吃七八分饱。所以，大多数人热量摄入少，而活动量大。这就出现了高血压和高血脂患者数量被低估的"假象"。加之那个年代人的平均寿命相对较短，与年龄增长密切的老年病（如脑卒中）的发生概率整体上呈现为较低的情况。因此，似乎单纯的高盐饮食对当时人们的身体健康并没有明显的影响。

如今，我们的生活发生了翻天覆地的变化，为了追求色香味俱全，对食材过度加工的情况越来越多，这就导致在我们看不见的地方，存在着高盐摄入的隐患。当然，这种风险不仅仅来自盐，还有糖、饱和脂肪酸等因食用过量影响身体健康的物质。尽管这些被加工过的食物看起来相当诱人，也应尽量减少食用或不食用。一般来说，食物营养成分表上的内容越简单，食用越放心。

经常有脑卒中患者咨询饮食上的禁忌。其实脑卒中患者没有绝对的饮食禁忌，只要做到饮食均衡，合理搭配即可。发表在2023年5月《柳叶刀》子刊上的一项研究结果显示，我国居民水果、全谷物和蔬菜摄入不足是发生脑卒中的饮食风险因素。所以，建议大家在客观条件和自身条件允许的情况下，多摄入水果、全谷物和蔬菜。

中国居民平衡膳食宝塔是根据《中国居民膳食指南（2022）》的准则和核心推荐，通过分层图形的形式将膳食原则转化为每日食物分类及摄入量建议，是指导人们合理膳食的重要工具（图1-8-1）。

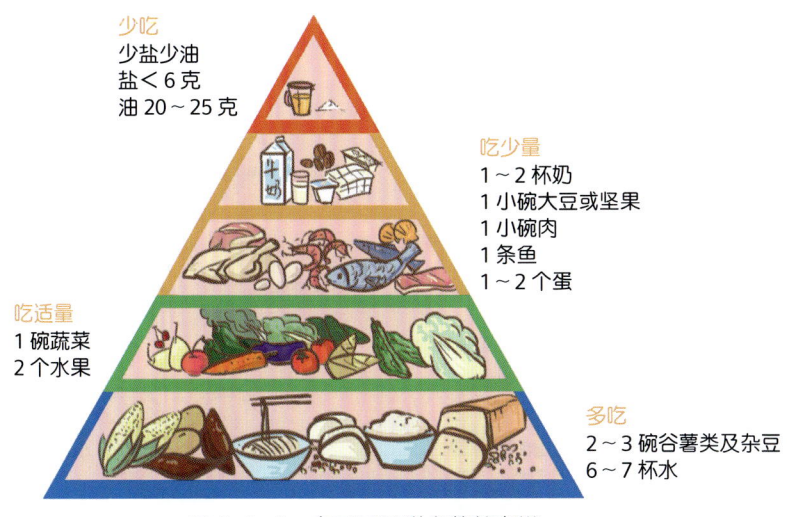

图1-8-1　中国居民膳食营养宝塔

某些营养素的缺乏也与脑卒中的发生有关。高同型半胱氨酸血症是一种常见的代谢性疾病,根据病因可分为遗传性和非遗传性两类。遗传性高同型半胱氨酸血症因基因突变导致同型半胱氨酸代谢关键酶缺陷,引发代谢通路受阻。非遗传性高同型半胱氨酸血症是后天获得性因素导致的代谢障碍,主要诱因包括营养不良、长期素食导致的营养素(如叶酸、维生素 B_6、维生素 B_{12})缺乏、衰老、慢性胃肠疾病、肝病、肾病、恶性肿瘤、药物影响(如异烟肼、甲氨蝶呤)及不良生活方式(如长期吸烟、酗酒等)。

高同型半胱氨酸血症是引发脑卒中的独立危险因素,它会引起钠的过度吸收,刺激血管平滑肌细胞增殖并改变血管壁的弹性,导致高血压。伴有高同型半胱氨酸血症的糖尿病患者更易发生大血管损伤和微血管病变。

高同型半胱氨酸血症的诊断需通过实验室检测结合临床评估。主要检测指标为同型半胱氨酸、叶酸、维生素 B_{12} 和叶酸代谢基因。该检测可以明确血液中同型半胱氨酸水平升高的原因,提示医生采取恰当的干预措施。

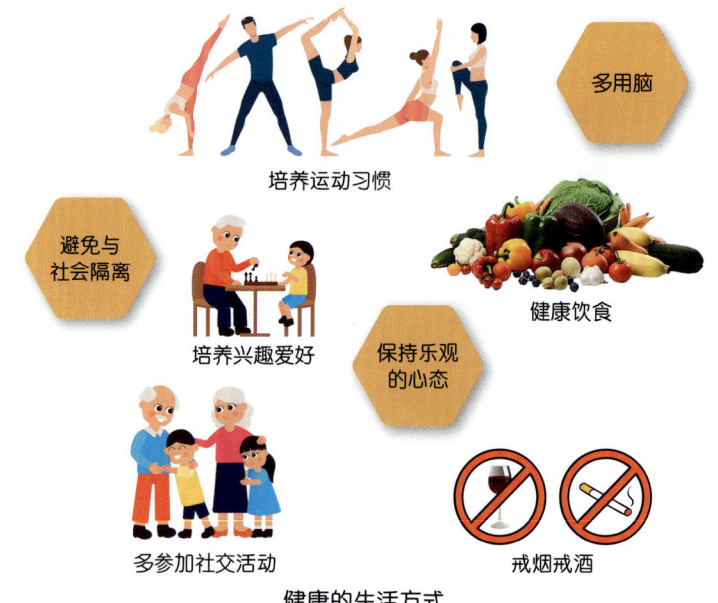

健康的生活方式

PART 2 当脑卒中发生时

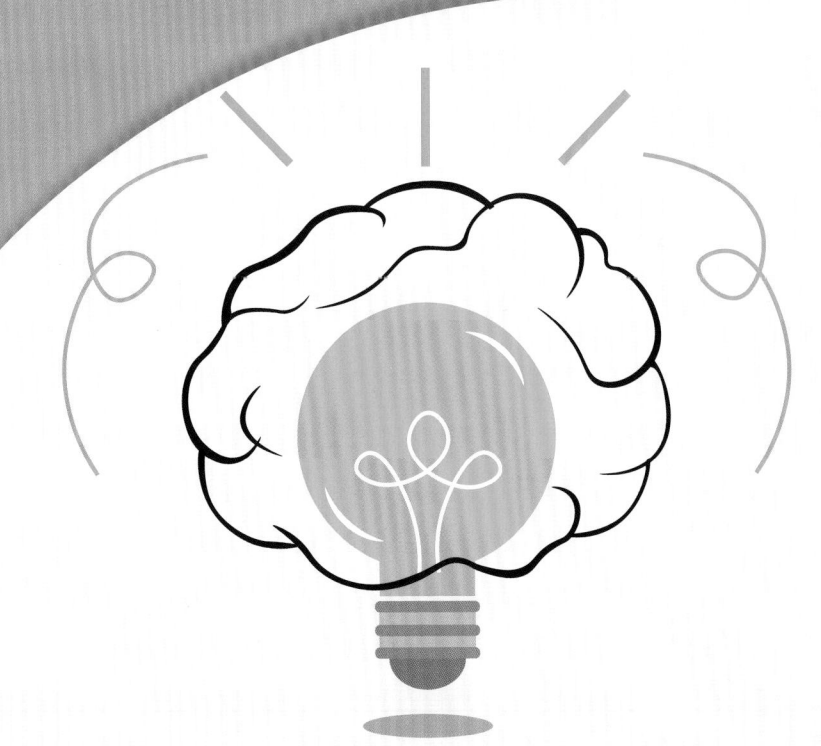

从头再来：
揭开脑卒中患者出院后管理的秘密

脑卒中发病早期最重要的是恢复脑血流供应。一些患者因为来院太晚而失去了脑灌注治疗的最佳时机。所以，从某种意义上来说，治疗脑卒中最重要的不是住院后如何治疗，而是在发病初期的早期识别和及时转运。**"时间就是大脑"这一说法在脑卒中的诊治中怎么强调都不为过。**医生常常见到患者因未能及时就医而懊悔——"我以为不严重，休息一会儿看看，再上医院也不迟。""我不想麻烦孩子，孩子工作那么累，我不想让他们担心我。""我觉得不会瘫痪，没想到却不能动了。"真的让人感到又可怜又可悲！但愿这样的遗憾能少一些！

脑卒中的早期识别对及时救治至关重要。大家对脑卒中干预的认知因年龄、性别、文化水平等因素的不同有很大差异。但无论是突发脑卒中的患者本人，还是发现身边有人突发脑卒中，**请在第一时间拨打120急救电话！在条件允许的情况下，优先将患者送往设有"卒中急救绿色通道"的医院，尽可能缩短再转运时间。**

有的患者家属因救治心切，当怀疑患者是脑梗死时，就自行为患者采取放血、含服速效救心丸、口服阿司匹林或安宫牛黄丸等急救措施。以安宫牛黄丸为例，它的主要成分是牛黄、犀角、冰片、麝香等，主要功效是清热解毒（清除体内热毒邪气）和开窍促醒。它对意识不清、严重意识障碍（持续性植物状态）、昏睡、嗜睡、昏迷有一定的醒脑作用。但对病情较轻，没有明显热毒表现的脑梗死则效果不明，不能代替常规治疗。

此外，在没有专业仪器设备充分检查的情况下，即使是医疗人员也很难辨别患者是脑梗死还是脑出血。有轻微症状的脑梗死和少量脑出血的脑卒中患者可能都表现为肢体麻木无力、言语含混不清，而严重的脑梗死和严重的脑出血可能都表现为昏迷不醒。还有的患者会出现脑梗死出血转化。当患者出现血压急剧升高或降低时，采取的治疗方式是截然不同的。因此，非常不建议在等待转运和转运期间盲目让患者服药,不仅不对症,还可能发生气道阻塞!

所以,当脑卒中发生时,早期识别和及时救治对脑卒中患者的预后非常重要。无论发病时症状表现如何,及时的规范化治疗是改善结局的核心。

2.1 三个脑卒中患者的亲身经历

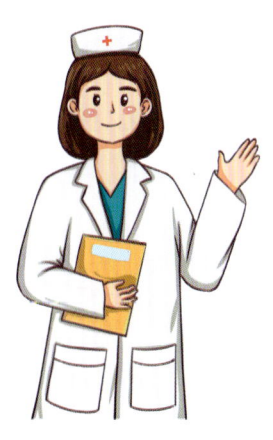

脑卒中发生时,患者的表现是不同的,而对待疾病的态度和处理方式,决定了康复的结局。下面我们来看3个例子。

案例1:

杨爷爷今年79岁,某天吃早饭时右侧胳膊和腿突然没了力气。他非常着急,反复努力尝试抬举胳膊和腿,不一会儿恢复了正常。杨爷爷暗自琢磨,是不是最近劳累过度或休息不足导致的呢?杨爷爷的女儿是学校里的教学骨干,正忙于高三的紧张教学,为了不让女儿担心,他决定不说出来,自己先休息调整一下。

然而当天晚饭时,杨爷爷右侧的胳膊和腿突然又不听使唤了,这一次持续的时间更长,而且无论如何尝试都无法自行恢复。正好这时女儿回家,看到了这个情况,立刻将杨爷爷送到了医院。经检查,杨爷爷确诊为脑血管狭窄引发的急性脑梗死。医生指出这是由于杨爷爷的糖尿病长期没有得到控制引起的,加之发病前一天还和女婿饮酒,使得原本就脆弱的脑血管不堪重负。此次发病,正是血管慢性狭窄与血栓斑块脱落导致的。

杨爷爷恍然大悟，意识到真正不给子女添麻烦的方式是妥善照顾自己的身体，防止病情进一步发展。住院期间，杨爷爷积极配合医生治疗，出院后坚持锻炼身体，最重要的是改掉了多年的饮酒习惯，饮食也变得有节制。在家人的细心照护下，杨爷爷定期监测血糖，按照医生要求复查，健康状况一直不错。虽然脑血管狭窄未恢复正常，但是病情也没有进一步恶化，脑卒中也就再没发生过了。

案例2：

李叔叔今年58岁，是个脾气暴躁的人，有吸烟史和饮酒史。尽管体检报告已经明确提示血压与血糖均超出正常范围，他却仍置之不理。无论是家人劝阻他减少烟酒摄入，还是建议他就医服药控制血压和血糖，都无法引起李叔叔的重视。甚至李叔叔还笑称，若失去了烟酒，生活也就失去了乐趣。

某晚，酒桌上的李叔叔突然说不出话了，家人迅速将他送往医院。经检查，李叔叔确诊为急性脑梗死。阻塞部位正是控制语言的左侧大脑区域，导致他既无法理解他人言语，也无法自我表达。面对突如其来的变故，本就性情急躁的李叔叔情绪更加不稳，极不配合医生的救治，对医院的糖尿病饮食也挑挑拣拣，总闹着要出院。

回家后，李叔叔不愿意见外人，也不配合进行语言康复锻炼和按时服药，没过多久，就因为脑梗死再次住进了医院。而这次李叔叔病情更为严重，右侧肢体瘫痪，完全失去了行动能力，只能卧床。再次发病对他无疑是沉重的打击，加之长期吸烟导致的慢性支气管炎与肺气肿，使得他痰多气喘，而卧床不起加剧了肺部感染，最终引发了多脏器功能的严重衰竭。

案例3：

每天晚饭后，刘奶奶都有和妹妹打电话、聊家常的习惯。有一天，刘奶奶的妹妹感觉姐姐说话磕磕绊绊的，好像有点儿大舌头，有几句话甚至模糊不清，与平时干脆利落的说话风格大不一样。刘奶奶的妹妹确认并不是电话信号不好造成的，赶紧打车到了刘奶奶家。她发现刘奶奶双手颤抖，便立刻呼叫了 120 救护车。急救人员先为刘奶奶测量血压，结果显示数值高达 210/120 mmHg，随即将刘奶奶送往了医院。经头颅 CT 检查，刘奶奶确诊为急性脑出血。

经过精心地治疗，刘奶奶的血压得到了有效控制，脑出血也逐渐被吸收。她还接受了专业的语言康复治疗，恢复得很好。出院回家后，刘奶奶严格遵医嘱，定期监测血压并到医院复查，之后没再复发过。

2.2 脑卒中的表现

上一节中的这 3 个人都发生了不同程度、不同类型的脑卒中，结局却大相径庭。脑卒中发生时有哪些常见症状？当出现什么样的表现时就应引起警惕，立刻去医院就诊呢？

每位脑卒中患者的症状因其脑部病变部位、严重程度和患者自身情况的差异而不同，很少有症状完全一样的脑卒中患者。脑卒中通过影响人的身体、智力和情感表现出来，发病时，最常见的 3 种症状表现有：

一侧肢体无力

指一侧肢体活动受限或只影响一只胳膊（腿），常表现为肢体麻木或无力。大脑神经纤维具有"交叉支配"特性，运动神经纤维在脑干的延髓部分发生交叉，这意味着身体的左侧与脑的右侧相连，而身体的右侧与脑的左侧相连。所以，脑卒中病变部位影响对侧肢体活动，如病变发生在患者脑部左侧，那么右侧肢体活动受限，但脑干病变并不完全遵循此规律。

言语障碍（失语或构音障碍）

指大脑中与语言功能相关的区域受损，使患者在语言理解或表达方面出现障碍。这种困难可能表现为失语，即患者无法说话或无法理解别人的语言，对文字的声音和意义的理解有困难；也可能表现为构音障碍，即患者虽然能发出声音，但发音不清晰或无法准确地组织语言来表达自己的意思。

张口歪斜和口角流涎

指口角一侧不自主地流涎，照镜子时会看到双侧面部不对称。这里有一个常用口诀"中风120"，可以帮助大家快速识别脑卒中（图2-2-1）。

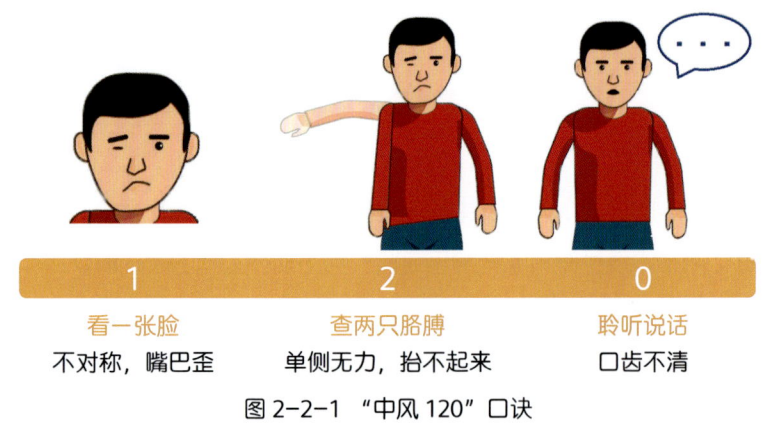

图2-2-1 "中风120"口诀

其他症状表现

（1）头晕、平衡或协调障碍。头晕时，看东西有旋转感。感觉站立不稳或周围环境在转动，无法保持身体平衡。即使肌肉力量正常，患者也很难顺利坐、站或行走。

（2）偏侧忽略症（空间或身体位置知觉障碍）。对自身一侧躯体或视野内的物体出现感知反应障碍，无法引起注意。常表现为患者不知道一侧肢体的存在或忽略一侧，如看不到患侧物体或只吃盘子一侧的食物、走路时身体一侧容易碰撞到物体、不知道身体的姿势、衣服里外面不分及衣服纽扣系错行等。

（3）疼痛、麻木或感觉异常。肢体不适或活动受限致使患者很难放松或感到舒适。

（4）认知障碍。常表现为患者出现记忆力或注意力的下降和学习障碍。有的患者无法辨认方向或不知道怎么看钟表上的指针来识别时间。躯体表现一般为面部、躯干、胳膊、腿的无力和（或）麻木。

（5）幻觉（幻听或幻视）。幻听是指在没有外界声音刺激听觉器官的情况下，个体却能非常确定地听到声音的一种病症，表现为"听"到他人听不到的声音。幻视是指在没有相应的视觉刺激时，个体却能看到不存在的图像或景象，表现为"看"到他人看不到的事物。

（6）行为异常。易冲动、易怒、自私等行为，例如，过于自信或言行上变得不注意分寸、不能正确判断自己的能力和安全情况。

（7）情感失调。易出现欣快感或抑郁状态。表现为毫无缘由的高兴、感到挫败或犹豫不决、情绪无法稳定（无缘由的哭泣或情绪波动大）和情感淡漠或面无表情等。

2.3 脑卒中的发病机制是什么？

脑卒中是因脑血管出现堵塞或破裂而导致的一种疾病，也是脑部疾病中最常见的一种，其症状取决于受累部位。脑卒中患者通常会遗留身体一侧的无力，出现活动、说话和思考困难等情况。如果将人的大脑比作田地，脑血管就是田地里输送水或营养物质的灌溉沟渠。

大多数脑卒中是**缺血性脑卒中**，即血管变窄或血管被血栓堵住，血液不能顺利流入大脑时引发的脑卒中,而变窄或被堵住的区域,脑细胞因缺氧、缺血而死亡(图2-3-1),就好像是灌溉沟渠发生堵塞,田地因缺水而干裂,失去营养来源;而**出血性脑卒中**是脑血管破裂,如同大量灌溉水流肆意涌出沟渠,不仅无法滋养田地,还会冲毁周边。出血性脑卒中会导致颅内压升高,压迫周围正常脑组织,造成严重损伤。

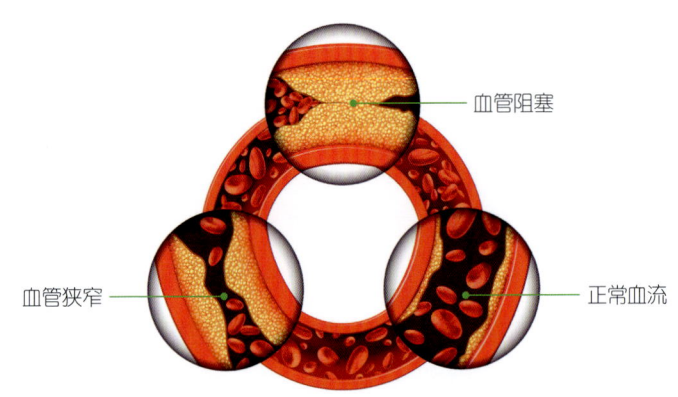

图 2-3-1　缺血性脑卒中的发病机制

动脉血管是心血管系统中负责将富含氧气和营养物质的血液从心脏输送到全身各组织器官的管道。当一支供应脑部的动脉血管堵塞或破裂后,它所管辖部位的血流和营养供应就中断了。如果脑血流中断超过几分钟,该部位就会产生永久性损伤。大脑局部损伤会导致对应躯体功能障碍,如支配胳膊的神经信息不能从大脑正常传导到胳膊,胳膊就会瘫痪。

人体衰老的进程并不是同步的,最先衰老的是心脑血管。血管老化,表现为血管结构和功能发生变化,而动脉硬化和血管内皮功能障碍是血管老化的主要表现。血管老化与心脑血管疾病和其他与年龄相关疾病的风险增加有关,但高血压、糖尿病、高血脂、吸烟等危险因素都会加速血管的衰老。

2.3.1 缺血性脑卒中的发病机制

动脉粥样硬化

动脉粥样硬化患者发生脑血管意外事件的风险比正常人群高 5～7 倍。动脉粥样硬化是一种慢性、进行性疾病，不论是胆固醇沉积还是年龄增长，都可能导致动脉血管壁的柔韧性变差。脂肪、胆固醇、钙和其他物质都可能在动脉血管壁内积聚，形成斑块。这些斑块会逐渐增加动脉血管壁的厚度，导致血管的管腔变窄，减少或阻断血液流动。

有时，这些斑块突然变得不稳定，当斑块破裂时，导致内部脂质核心（坏死细胞、胆固醇酯等）暴露于血流中，引发血小板聚集和血栓形成（图 2-3-2）。而斑块整体或部分脱离血管壁，变成游离栓子，随血液流动到脑血管时，就可能引发栓塞（图 2-3-3），导致脑组织缺血或坏死，引发缺血性脑卒中（脑梗死或 TIA）。

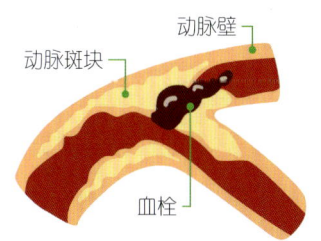

图 2-3-2　动脉内局部血栓的形成

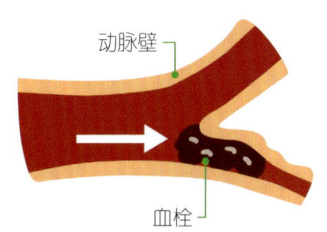

图 2-3-3　动脉栓塞

心源性栓塞

临床数据显示，30% 的脑卒中由栓塞引起。某些心脏疾病如房颤，可能会在心脏内形成血栓（血凝块）。当血栓脱落并随着血流上行至脑部动脉时，因动脉血管变得越来越细，血栓可能会"卡"在某处，形成栓塞，导致局部脑组织缺血。

小动脉闭塞

由小动脉闭塞引发的脑卒中约占 20%。小动脉闭塞是缺血性脑卒中的发病机制之一，属于脑小血管病的一种。造成小动脉闭塞的原因很多，如长期高血压致使小血管的内皮细胞受损，血管内壁的平滑肌细胞增生，血管内壁增厚、管腔变窄等。同时，血压的波动会对小血管壁造成物理性损伤，如血管壁的拉伸和压缩等。脑淀粉样变性是脑小血管病的病因之一。β-淀粉样蛋白在小血管壁沉积，使血管壁的结构和功能发生改变，导致血管脆弱易破裂。此外，遗传因素也是小动脉闭塞的危险因素。而某些基因突变也可能会影响小血管的正常结构和功能，使个体更易发病，如伴皮质下梗死和白质脑病的常染色体显性遗传性脑动脉病，就是特定基因缺陷导致的。

小动脉闭塞引起的脑梗死可能是微小的腔隙性脑梗死，通常体积 < 1 cm³。但是与其他类型脑卒中一样，病变部位仍是关键，不能因为"小"就忽视它。发生在大脑深处的腔隙性脑梗死会导致一侧肢体完全麻痹。但并非所有的腔隙性脑梗死患者都会出现明显的症状，部分患者可能是在体检时通过头颅 CT 或 MRI 检查才偶然发现的，有的患者直到脑组织受损出现症状时才注意到。

PART 2　当脑卒中发生时

部位！部位！部位！

任何一位医生都会告诉你，脑卒中的发生位置比脑卒中的危险级别重要得多！

2.3.2　出血性脑卒中的发病机制

小动脉破裂是指当脑部的小动脉血管破裂时，血液会进入脑组织或脑组织周围，导致脑损伤。小动脉破裂后，血液外溢压迫脑动脉血管，导致血管狭窄或闭塞，从而减少或阻断对特定脑区的血液供应。脑出血可能是局部的，也可能是广泛的。小动脉破裂通常与长期高血压有关，而血管畸形、炎症、创伤或血液病等也可能导致小动脉破裂（图2-3-4）。

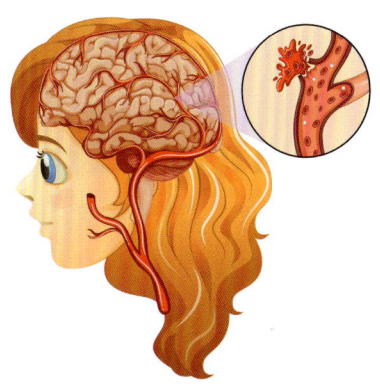

图2-3-4　小动脉破裂

2.4 医生是如何治疗脑卒中的？

2.4.1 急诊中的检查与治疗

截至 2025 年 1 月，我国已有三级医院卒中中心 600 余家，二级医院卒中中心 1500 余家，为脑血管病急救开通了"卒中急救绿色通道"。

发生脑卒中时，需要立即采取措施。拨打 120 急救电话，请求医疗帮助，并按照急救人员的指示操作。

在患者向医院转运途中，急救人员会对患者进行初步评估和急救。抵达医院后，"卒中急救绿色通道"会确保患者能够迅速接受必要的诊治。最常用的检查项目有：头颅 CT、MRI、血压、血糖、ECG、血常规、凝血功能等。

一旦确诊为脑梗死，恢复脑血流是最重要的治疗措施。静脉溶栓和机械取栓是目前恢复脑血流最有效的方法。溶栓的"时间窗"很窄，静脉溶栓通常需要在症状出现后的 4.5～6 小时内（最好在 180 分钟内）进行，以恢复脑部血流，确保治疗的安全性和有效性。因此，急诊时除了头颅 CT 和血糖检查必须看到结果外，其他检查可以同时进行而不必等待结果，不能因为检查错过溶栓"时间窗"。

此时，医生通常会与患者及其家属签订溶栓治疗的知情同意书，详细说明潜在的风险和可能的获益。溶栓治疗具有较高的再通率和相对较低的出血风险，而且发病时间越短、溶栓效果越好，出血风险越小、获益越大。

临床上，有一些患者家属在医生建议溶栓治疗时犹豫不决，延迟签署同意书，导致患者错失了最佳治疗时机，预后不佳。脑梗死的治疗需要患者和家属的密切配合。因此，平时多了解脑卒中相关的知识非常重要，这样在紧急情况下就不会感到慌张，能够迅速做出决策。

对不符合静脉溶栓或机械取栓的缺血性脑卒中患者，在无其他禁忌证的情况下，医生会尽早给予口服阿司匹林或氯吡格雷等抗血小板药物治疗。对于房颤导致的急性缺血性脑卒中患者，在评估了脑卒中复发和出血风险后，初期可采用个体化方案并给予新型抗凝药治疗。对发病前一直服用他汀类药物的急性缺血性脑卒中患者，会继续采用他汀治疗，并根据患者年龄、性别、脑卒中分型、伴随疾病及耐受性等临床特征，确定他汀药物种类及强度。

脑出血治疗的核心在于急性期进行密切监测和对症治疗。因高血压导致脑出血的患者，首要任务是适当控制血压，减轻脑部负担。为缓解高颅压症状，一般会使用甘露醇等脱水药物或在必要时实施去骨瓣减压手术，以达到降压目的。

颅内动脉瘤是一种动脉壁异常膨出形成的突起，可导致自发性的蛛网膜下腔出血。此时，医生会视情况实施动脉瘤夹闭术。即使选择保守治疗，也应定期做影像学检查，建议每年 1 次。对于动脉瘤生长较快和破裂风险较高的患者，需要增加复查次数，随访检查可以选择头颅磁共振血管成像（头颅 MRA）或 CT 血管成像（CTA）。如确需采取手术治疗，术前评估一般推荐数字减影血管造影（DSA）检查。

脑卒中致死率高。急诊中，有些患者发病时即属于急危重状态或病情发展迅速。重症脑卒中，表现为神经功能重度缺损、伴呼吸和循环等多系统严重功能障碍，可能导致严重残疾甚至死亡。患者和家属都需要做好充分的思想准备。此时，患者一般会被迅速转入专门的监护室，必要时实施手术治疗。

健康加油站

哪些情况属于重症脑卒中呢?

重症脑梗死:重度神经功能缺损。美国国立卫生研究院卒中量表(NIHSS)评分≥15分或格拉斯哥昏迷量表(GCS)评分≤12分且伴有心、肺、肾等器官的严重功能障碍。

大面积脑梗死:影像学检查结果显示,头颅CT低密度影像>1/2、大脑中动脉(MCA)供血区或弥散加权成像(DWI)梗死体积>145毫升。

恶性脑水肿:脑梗死后脑水肿迅速进展,导致颅内占位、脑疝,临床表现为神经功能进行性恶化,可致严重残疾甚至死亡。

危重症脑梗死:病情严重,伴呼吸循环系统或其他重要器官功能衰竭,危及生命,需要重症监护治疗或神经外科手术干预。

重症脑出血:幕上血肿≥30毫升(丘脑出血≥10毫升)或幕下血肿≥10毫升(脑干出血≥5毫升)。

动脉瘤破裂性蛛网膜下腔出血:Hunt-Hess评分4~5分、改良Fisher量表评分3~4分。

2.4.2 住院后的检查与治疗

患者常常疑惑,医生和护士每天都查房,但仅仅给予了例行的检查、药物和输液,似乎并没有提供其他特别的治疗措施。其实,住院治疗远非表面上看起来那么简单。脑卒中患者住院期间至少要经历5个阶段。

第1阶段:密切观察病情发展。

第2阶段:明确病因、评估危险因素,为出院后的后续治疗奠定基础。

第3阶段：预防和治疗相关并发症。

第4阶段：开展早期康复。

第5阶段：健康宣教（改善不良生活方式、预防脑卒中复发等）。

住院后，医生和护士会密切监测患者的病情变化。医护人员先要花费一些时间尽快了解患者的具体状况，如一般身体检查数据和已经在急诊接受检查的结果；如必要还需进行补充检查，在治疗过程中进一步了解患者对药物疗效的反应。这是一个很复杂的过程。

对于一些病情较轻、一般状况良好、恢复迅速、危险因素及并发症较少的患者，这个过程可能会相对较短。而对于那些病情危重、危险因素多、病因难以在短期内明确、并发症多、病情变化快且恢复慢的患者，这个过程可能会很长。因此，患者和家属需要保持耐心。

医生和护士都希望患者能够尽早康复，有时甚至比患者本人还要急切。患者病情好转给医疗工作组带来的成就感是很大的。诊断和治疗疾病就像侦探破案，需要通过细微的线索来揭开病情之谜。在此过程中，患者和家属的积极配合至关重要。患者应将自己的不适感和身体变化及时告知医护人员。在医生询问病史和进行诊断时，患者和家属应尽可能提供详尽的信息，包括病史、家族史、发病时的情况、可能的诱因及既往的用药情况等，这些信息将提供宝贵的参考，以便医生更准确地诊断和治疗。住院期间，患者常做的检查有：

（1）颈动脉超声检查（图2-4-1）。

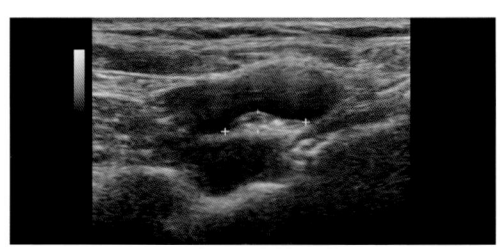

"+"号之间是斑块。

图2-4-1 颈动脉超声显示的混合回声斑块影像

（2）经颅多普勒超声（TCD）检查（图2-4-2）。

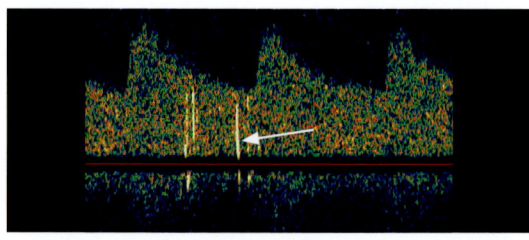

图中突然出现的黄色高亮度信号是微栓子信号，说明不断有微栓子从血管中脱落（箭头所示）。

图2-4-2　经颅多普勒超声监测显示的微栓子影像

（3）头颅CT和MRI检查（图2-4-3）。

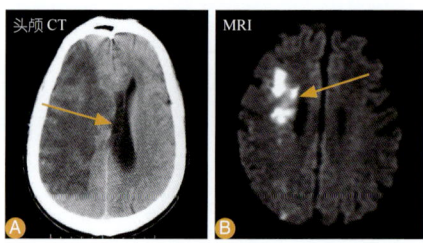

A图黑色部分是脑梗死病灶（箭头所示）；B图白色部分是脑梗死病灶（箭头所示）。

图2-4-3　头颅CT和MRI检查影像

（4）全脑DSA检查（图2-4-4）。

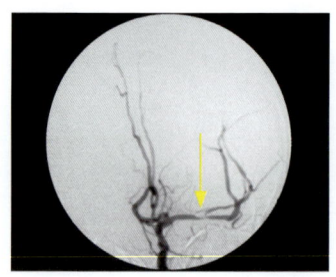

血管狭窄（箭头所示）。

图2-4-4　DSA检查影像

2.5 什么情况下需要手术？

手术作为非常规治疗措施，确实会让一些患者感到担忧或害怕，这可能源于对手术风险、疼痛、恢复过程的不确定性等因素的担心。对于脑卒中患者来说，急诊和住院期间都可能会接受手术。既往也有一些患者因为惧怕手术而延误了病情，追悔莫及。

发生脑卒中后，脑组织需要得到良好的血液灌注以维持正常的脑功能。颈动脉是血液灌注的通道，但颈动脉狭窄较为严重或阻碍血流通过时可以考虑实施颈动脉内膜剥脱术。该手术将颈内动脉的部分内膜剥除，使狭窄的血管腔得以增宽，从而改善脑部供血。但手术有一定的适应证，并不能完全替代其他降低脑卒中风险的预防措施，仍要以规范的药物治疗为基础。

动脉血管成形术是用于治疗动脉狭窄的微创手术。它将一根顶端带有小球囊的细导丝从大腿根的动脉插入，送到颈部狭窄的血管后，通过对小球囊充气，撑开狭窄血管，达到恢复血流的目的。在这个位置上，医生可能会植入一个支架保持血管腔的持续开放。

对于颅内动脉瘤破裂导致的蛛网膜下腔出血，医生会通过全脑 DSA 检查明确血管病变，并建议采取积极、迅速的手术干预措施。如果未破裂动脉瘤患者出现头痛和颅神经麻痹等相关症状，也建议采取手术治疗。对于偶然发现的、无症状且未破裂的颅内动脉瘤，需要先进行动脉瘤破裂风险评估，综合考虑患者身体状态、医疗机构手术经验与手术潜在风险等，选择性地采取手术治疗。对有以下情况的患者可考虑手术治疗：①颅内动脉瘤直径≥5 毫米；②动脉瘤形态不规则；③随访过程中发现动脉瘤增大或形态变化；④既往发生过蛛网膜下腔出血；⑤有动脉瘤家族史的、未破裂的颅内动脉瘤患者。对于高龄、合并症多、低破裂风险、未破裂的颅内动脉瘤患者，建议保守治疗而非立即手术。

2.6 康复何时开始？

住院期间的康复

约 2/3 的患者会出现不同程度的劳动能力丧失，影响了正常的生活和工作。很多人认为康复是在出院之后进行的，不需要在住院时就接受康复训练或学习康复知识与技能。但对脑卒中患者来说，疾病发生后的 3 个月内是康复的关键时期，获益最大。患者需要进行有针对性、正规的康复训练，包括肢体力量、行走、双手灵活性、语言功能、认知功能和吞咽功能等训练。患者需要摒弃脑卒中发生后仅需静养的偏见。当然，医生也会根据实际情况制订个性化的康复目标和康复方案。

康复的最佳时机是什么时候？我们的大脑具有很强的可塑性，所以康复应尽早开始。一般来说，在脑卒中发病后的 24 小时内（超早期）仍以监测、治疗为主，不可进行高强度康复训练。在脑卒中发病的 24～48 小时，轻度或中度的脑卒中患者，可以进行床边康复或早期离床康复训练，但应少量多次、循序渐进，且在监护下进行。但进展性脑卒中、严重合并症或严重系统性疾病患者不宜进行康复训练。TIA 或轻微残留功能缺损的脑卒中患者，因自身的情况相对较好，并不需要接受特别精细化的康复训练；但对中度或重度脑卒中患者，需要多学科联合制订康复方案。对伴有凹陷性水肿或意识障碍的患者，还需进行适当的护理，家属务必仔细监测病情变化。

这一阶段的康复治疗会比较被动，因为患者往往被各种监测仪器、输液管、鼻饲管"束缚"着。因此，患者可以先开始简单的床旁康复，学会保持正确的姿势和身体位置，预防脑卒中后的痉挛（不活动引起肌肉僵硬及疼痛）。

在开始康复训练之前，医护人员需要全面收集患者的一般情况和身体状况，包括年龄、基础疾病，并评估偏瘫程度和肌肉力量等。结合患者的需求、意愿和评估结果，医生为患者制订个性化的康复训练计划，并向患者及家属解释康复训练的重要性。如果医生不建议立即进行康复训练，患者应稍安勿躁。在患者意识不清或病情太重时，应先以体力恢复为主，盲目进行康复训练是非常危险的！

康复训练的具体内容应紧密结合患者的日常生活需求。首先，应注重功能性训练，如穿衣、洗漱和进食等。训练过程应遵循渐进的原则，从简单动作开始，逐渐提升难度和复杂程度，直至患者能够独立完成日常生活中的基本动作。其次，应根据患者当前的具体情况调整训练强度和频率，避免过度训练导致身体疲劳和损伤。每位患者的病情、年龄和体质等实际情况均存在差异，康复计划应体现个性化特点。

康复师应定期对患者的肢体功能进行评估，了解训练效果，及时调整训练计划。通过与患者的沟通，倾听患者的需求和感受，给予适当的心理支持和鼓励，帮助患者树立信心，并为后续的康复训练提供建议。

康复过程中患者会出现沮丧、怕吃苦、抵触和过度依赖家属等不利于自身康复的情况。康复训练是一个漫长而艰辛的过程，只有通过坚持不懈的努力和科学的训练方法，患者才能逐步恢复日常行为能力。同时，家属的关心和支持是患者康复过程中不可或缺的力量源泉。家庭的参与对患者的康复过程至关重要！

几种常见的康复训练

（1）力量训练。如果肢体能抵抗重力（胳膊或腿能自行抬起），就可以进行主动的肢体功能锻炼。包括伸屈肘部、肩部外展或外旋等，还可以进行手部的精细化动作训练，如捡拾豆子等来锻炼手指的灵活性和握力。完全瘫痪者可进行被动的运动训练，如做肢体按摩、被动的关节伸屈或外旋等动作，还可以结合针灸等方法辅助功能恢复。主动训练比被动训练效果好得多。

（2）步态训练。脑卒中患者的步态训练是一个系统的过程，旨在帮助患者恢复或提高步行能力，增加步态稳定性，降低跌倒风险。在整个康复训练过程中，患者和医护人员需要保持耐心和信心，康复师应密切关注患者的身体状况，确保训练的安全。必要时增加保护措施，避免意外伤害。

在自然恢复的过程中，许多患者会出现异常姿态，主要表现为上肢前臂屈曲，手指屈曲呈握拳状，而下肢伸直，膝关节不能弯曲，走路的时候为了避免足尖拖地而向外划圈才能前行，这被称为"划圈"步态（图 2-6-1）。

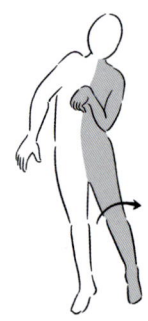

图 2-6-1　脑卒中后异常姿态

（3）肢体运动康复。包括坐起、站立、行走、上下台阶及在复杂环境中行走等。经常进行轻柔的被动运动、保持适宜的体位及温柔地活动瘫痪的肌肉，对预防肌肉僵硬和疼痛都是十分有益的。这些方式还能够帮助患者逐步适应更为复杂的康复治疗项目。康复初期，应由康复师或护士指导康复活动。随着患者身体状况的改善，家属可以在医生的指导下协助患者进行康复训练。这样的过渡不仅能促进患者的康复，也能让家属更好地参与到患者的日常生活中，为共同恢复患者的肢体功能和提高其生活质量而努力。

（4）吞咽训练。吞咽困难是指将食物、饮品和唾液从口腔送到胃时存在障碍。由于吞咽动作需要大脑皮层、皮层下和脑干神经核团共同控制，所以在脑卒中的急性期，治疗不及时会出现严重的吞咽并发症，如误吸、营养不良等。

吞咽困难在脑卒中患者中很常见，尤其是疾病早期。有相当多的吞咽困难是可自行恢复的，但也有部分患者需要通过鼻、胃饲管来获得足够的营养和水分，这是因为在脑卒中急性期，人体需要保持体能以应对脑卒中后身体的消耗。因此，早期进行吞咽康复训练对维持脑卒中患者的生存质量和降低死亡率至关重要。

大部分的吞咽困难可以通过康复训练改善。训练需要由专业人员进行评估和实施康复指导。下图为吞咽康复训练图，患者可在指导下参照练习。

① Shaker 法咽喉肌练习。患者平躺在地板上，使用舌骨上肌群和舌骨下肌群抬头，即下巴抬起向胸部靠近，眼睛看到脚趾，但双肩不能离开地板。保持 1 分钟后休息 1 分钟，重复 3 次。做完上述动作之后，继续保持平躺位，进行抬头练习，连续做 30 次。以上 2 个动作为 1 组，每日 3 组，持续 6 周。

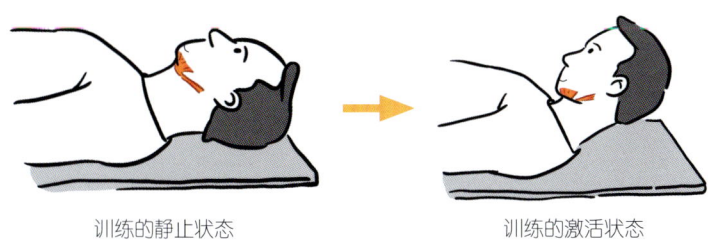

训练的静止状态　　　　　　　训练的激活状态

② 低头抗阻练习。患者需要将下巴向胸部靠拢。可以在下巴下方放置一个物体以产生阻力，通过对抗这个阻力来达到训练效果。这种练习有助于提高吞咽的安全性和经口摄入量，通过对抗阻力来强化与吞咽相关的肌肉群，特别是舌骨上肌群和舌骨下肌群。每组动作持续 10~15 秒，每日 3~5 组。

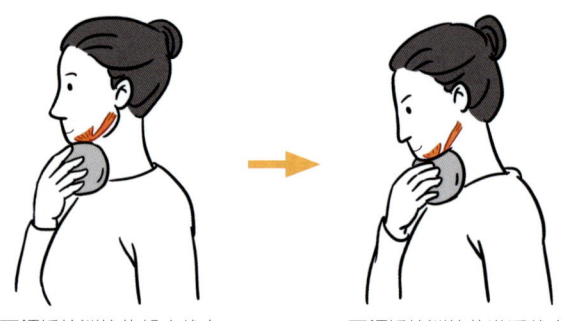

下颌抵抗训练的静止状态　　　　　下颌抵抗训练的激活状态

③呼气肌力量训练。该训练需要一个呼气肌力量训练装置，通常是一个带有手动调节阀门的小管，可以使空气通过并可逐步增加压力以达到锻炼呼吸肌的目的。每周至少 3 次，每次 20～30 分钟，持续至少 4 周。

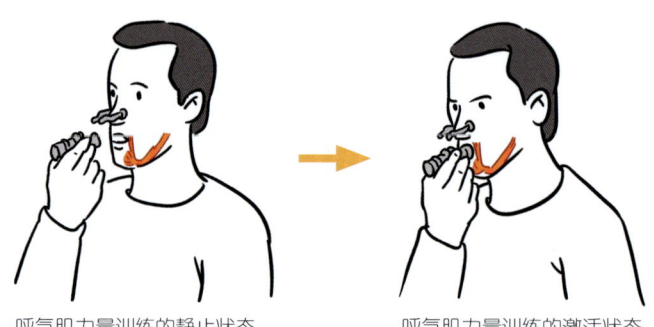

呼气肌力量训练的静止状态　　　　　呼气肌力量训练的激活状态

康复需要持续多久

脑卒中的恢复通常是"治疗－康复－自行恢复－回归社会"的过程。这一过程很复杂，患者的康复时间和恢复程度各不相同。脑卒中康复的关键期通常被认为是发病后的 3 个月之内，但这并不意味着超过这个时间康复就没有意义了。实际上，只要坚持康复训练，许多患者在 1 年甚至更长时间后仍然可以取得一定的康复效果。一般来说包括 3 个阶段。

（1）急性期康复阶段：这个阶段通常在脑卒中发生后的早期，即发病2周内。此时，患者在急诊接受常规治疗和早期康复治疗。急性期康复的主要目标是稳定病情、预防并发症（如肺部感染、深静脉血栓等），并开始床上的关节活动度练习、良肢位的保持、坐位训练及体位转移训练等。

（2）恢复期康复阶段：患者通常需要进入康复病房或康复中心进行更密集的康复训练。这个阶段的持续时间因人而异，但通常是每周至少5天，每天至少3小时的密集康复训练，并坚持15天。

（3）社区或家庭康复阶段：患者回到家或社区继续进行康复训练以巩固康复效果。这个阶段的康复包括物理治疗、作业治疗和言语治疗等，旨在进一步提高患者的各项功能水平，帮助他们恢复日常生活能力。在这个阶段，家属的参与和支持很重要。

以偏瘫患者康复训练为例，一般会经历3个阶段。①急性期。发病后的2周内都属于急性期。这个时期的病情非常不稳定，应以治疗为主、康复训练为辅。一旦病情稳定，就应该尽早开始康复训练。②恢复期。急性期结束后至6个月，此时患者病情基本稳定，是康复训练的最佳时期。③后遗症期。部分脑卒中患者在发病6个月后，可能留有各种不同程度的后遗症，如手脚活动不便、话语不清、日常生活离不开家里人的帮助等。

康复的期限无一定之规，需根据患者的情况确定。随着患者病情的变化，康复项目也要相应调整。即使在患者出院后，也需要严格监测恢复效果。可预约随访门诊，请医生对患者和家属的康复训练进行指导。

> **身体张力**
>
> 瘫痪的持续时间因病因和个体差异而不同。在肌肉张力和反射活动恢复之前,由于神经控制的中断和低肌张力,患者无法进行正常的运动,此时患者处于恢复的早期阶段。当患者尝试屈肘时,可以感受到肌肉的收缩力量,但在放松状态下,肌肉的静息张力较低,不易被察觉。

2.7 做好准备,重新规划未来生活

脑卒中急性期的住院时间不会很长,当病情稳定、病因及危险因素查明、并发症得到控制、达到早期康复指标时就可以出院了。大多数脑卒中患者的平均住院时间为 7~14 天。在准备出院时,患者和家属都需要做好充分准备,对于脑卒中患者来说,出院不是治疗的终点,更不意味着身体已经完全恢复。出院后患者还需要继续遵医嘱服药、定期复查、坚持必要的康复训练,以此来确保身体功能不会恶化、脑卒中不再复发,从而回归家庭和社会!

出院时,医生会对患者和家属进行健康教育指导,并交付 2 个文件(出院诊断和出院小结),患者和家属应认真学习、仔细阅读并妥善保存这 2 份文件,这不仅是住院期间的重要结果,也是后续患者复查、转诊和治疗的基础,不可忽视。建议将所有资料、单据放在一起保存。

※ 出院诊断是住院期间医生对患者全面检查后的诊断结论。

※ 出院小结是对患者住院期间全部检查的总结和下一步如何检查和治疗的建议。

健康教育指导

1. 坚持遵医嘱服药，不自行增减药量或停药。

2. 保持情绪稳定、心情舒畅、充足睡眠、适量运动（避免剧烈运动）。

3. 提倡低盐、低脂、低糖、高蛋白质、高维生素、高纤维素饮食，戒烟限酒。

4. 保持大便通畅，不要用力排便。

5. 加强患侧肢体的功能锻炼，行动不便者在活动时应有家属陪伴，注意安全，防止跌倒。

6. 长期卧床者应至少每2小时进行1次翻身、拍背。

7. 做好血压、血糖、血脂的监测，定期复查。

8. 如有异常情况，应立即就医。

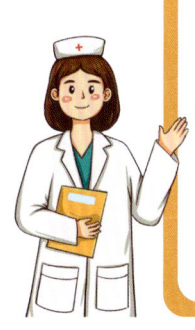

PART 3 出院前是关键期

出院前，脑卒中患者的家属需要提前做好充分的家庭准备，把家里尽量改造成适合患者康复的环境，同时，也要做好心理准备。这一切都是为了使患者感到家的温暖。

"我还是从前的我吗？""我是不是成了没用的人了？"这是许多脑卒中患者常问的问题。怀念以往的健康生活，对现实的状况感到悲伤，是人之常情。任何人面对突发的身体变化都会沮丧、愤怒、恐惧和灰心。压抑这些情感只会让患者陷入自我纠结的境地，家属想要帮助但可能无从下手。而且，这些症状不仅会妨碍患者的康复，还可能带来新的问题。

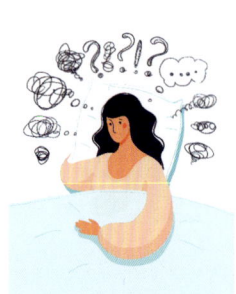

3.1 新生活从现在开始

计划的重要性

为了更好地应对变化，系统学习脑卒中康复知识并积极采取行动尤为重要，行为上的改变可以在很大程度上缓解心理上的困扰与不安。患者和家属需要鼓起勇气，直面现实，以坚定的信念和步伐迈向未来。制订计划可以让人感受到对未来的掌控力，目标虽小，但意义非凡。每实现一个康复小目标，都能有效地增强患者和家属的自尊心与自信心。

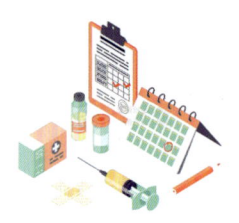

向着新目标奋斗

不切实际的目标只会让人感到灰心丧气、生活无望。从简单的目标开始并不断进行评估,同时相信医生制订的合理且个性化的康复目标。偏瘫患者可以先从穿戴衣帽鞋袜学起,如系扣子、系鞋带等,切忌与他人攀比。患者学到的每一个新技能,都是了不起的进步。当患者不便出行时可以酌情邀请朋友来访,家属在家中营造积极向上的生活氛围,这将有助于患者语言能力的康复和情绪情感的改善。邀请患者加入脑卒中互助团体,通过智慧卒中二级预防管理系统关注其他患者的成功经验和治疗误区,因为同病相怜的病友之间更容易沟通,这能在很大程度上缓解精神压力,患者也会重新感到自己并非无用之人。

先达成小目标,再逐步规划长远目标。将每一步视为独立目标,为完成它们感到自豪!

3.1.1 家居环境改造

改造家居环境的目的是让患者行动和做事更加方便,生活更加舒适,必要时还需增添专用的设备设施。建议改造前先向医生和康复师咨询,在充分了解患者需求和现实情况的基础上有针对性地改造,这样既有效又有保障。不要盲目改造,以免事与愿违。住院期间,家属就要开始关注患者的需求,为出院之后的康复和配套家居环境的设计做准备。其中应重点关注:①吃饭状态;②如厕的困难程度;③是否可以自主穿衣;④有无运动障碍;⑤洗漱情况。

以下关于家居环境改造的建议均来自临床实践和康复患者的实际经验,这些建议综合考虑了安全性、便捷性、无障碍设计等因素,希望能帮助患者更好、更快地融入家庭生活。当然,改造家居环境还需综合考虑所在小区和住宅周围的实际情况。

家门口和楼梯

必要时加装楼梯扶手或轮椅坡道。去除门槛,方便拄拐患者。门口内外收拾整洁，以便轮椅出入。尽量住在有电梯的楼层。

室内

如果患者需要在室内使用轮椅，尽量保证轮椅使用区域的地面是平整、无台阶的。需要注意的是，普通轮椅通过的最小宽度约 80 厘米，转弯半径约 1.5 米。所以，室内门框和走廊的宽度应不小于 90 厘米，以保证轮椅可以顺利通行。

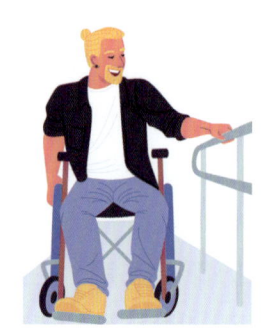

厨房

出于安全考虑，患者在康复初期不要独自下厨。康复后期若情况允许，患者可在家属的陪伴下再下厨。首先，确保厨房地板清洁，不易滑倒。其次，可考虑换装旋钮式电打火灶台。若厨房台面太高不方便使用，可在保证安全的情况下用结实的椅子代替。

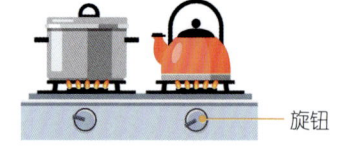

旋钮

可将顶柜中常用的物品放在低层，方便患者取用。为防止餐具破碎，可在餐具下方放置防滑桌垫，也可换成防碎材质的餐具。

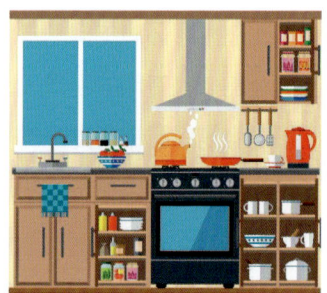

盥洗室与卫生间

无论是淋浴还是坐浴，都可根据患者情况进行必要的改造。在浴缸、淋浴间、洗手池下放置防滑垫。淋浴喷头可换成手持式喷头或加长喷头管线，使洗澡变得更容易。在淋浴间的墙面上或浴缸上加装吸盘垫放置肥皂，或者将肥皂用绳子拴在淋浴喷头上。使用长柄刷代替浴球。将沐浴露、洗发液、肥皂、毛巾等

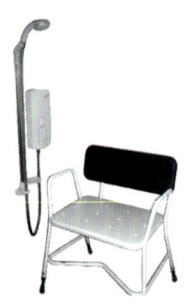

物品放在患者伸手就能够到的地方。出于安全考虑，可以在浴室内放置有靠背的座椅。

无障碍坐便器对患者有一定的帮助，也可以考虑在坐便器周围、浴缸、淋浴、洗手池周围加装扶手杠，协助患者起身和抓握，保障安全。

卧室

更换矮床或病床。最好增加床档，有助于患者起床和躺下时支撑身体，并且防止坠床。

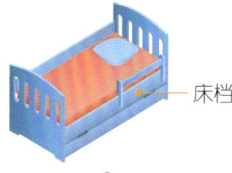
床档

餐桌

餐桌净高最好大于65厘米，这样可以把轮椅推进去，减少因频繁更换座椅给患者和家属带来的不便。

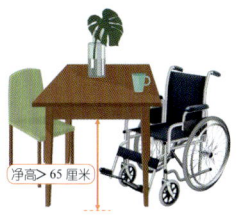
净高＞65厘米

3.1.2 其他家居改造

脑卒中患者由于大脑功能受损，视力与视野、肌肉力量与协调性（平衡力）、判断力都会有不同程度的下降，容易发生意外（如跌倒）。因此，家属首先要对家中的物品进行妥善保管，及时收纳尖锐或带电物品；在患者房间的墙角处加装防撞条；及时清理走道中的杂物，保持走道宽敞；加装夜灯，方便患者夜间活动。

3.2 患者的准备工作

"得了脑卒中，是不是我这辈子就完了？"信息时代让我们对"脑卒中"这个词不再陌生。但是，我们真的知道如何面对它吗？

患者是治疗和康复路上的第一责任人。 请患者永远牢记这一点，任何时候都不要放弃。症状越早消除，社会功能恢复得越好；危险因素越早控制，复发的可能性越小。美好、阳光的生活就在积极恢复的每一步上！

不积跬步，无以至千里。脑卒中患者需要更多的时间来恢复身体功能，因此也就需要更长时间、更多训练、更饱满的心理状态去应对。按部就班，功到自然成！

3.2.1 可能的困难

脑卒中对患者影响的程度取决于病灶在脑中的部位、严重程度、发生脑卒中时的年龄、健康状况和性格等因素。因此，患者可能面临的主要状况有：

（1）判断力下降。患者可能因判断力下降去做一些很危险的事。如在康复初期，患者手部功能没有完全恢复时就用刀切水果，这很容易伤到自己。

（2）吞咽困难。患者因此难以得到充足的食物，导致营养不良。与此同时还有误吸的风险。

（3）大小便控制问题。因对下半身肢体控制和感知能力的下降，导致如厕困难，甚至需要旁人协助如厕，这对患者的生理和心理都是一种挑战。

（4）易疲劳。大病初愈，身体异常脆弱，营养和机能都处于低谷，此时易疲劳成为首要症状，并直接导致患者日常活动受限。

（5）性格变化。脑部损害会影响患者对情绪的控制能力，使患者变得易冲动、情绪不稳、固执、自私甚至苛刻地对待他人，与患病前判若两人。其实，患者往往是不自知的，他们无意伤害家属和照护自己的人，也许是因为想要维持自尊而做出的一种心理防御行为。

（6）抑郁。卒中后抑郁是常见的并发症之一，发生在患病后的几日或几周。表现为情绪低落、兴趣减退、思维迟滞、睡眠障碍等。一般是患者家属先发现的。

3.2.2 良好的情绪与认知

脑卒中对情绪有影响，常表现为卒中后抑郁（以悲观情绪、兴趣减退为核心症状）、焦虑（莫名的紧张、担心及恐惧）、睡眠障碍（以失眠为主）及记忆力减退等。患者出现以上情况，且持续时间在 2 周以上并影响正常生活时，就需要尽早就医。"不爱笑"不代表就是抑郁症，因为有的人看起来个性拘谨，但充满信心、情绪饱满、乐观；而有些看上去总是面带微笑的人很可能正饱受焦虑或抑郁的困扰，他们往往人前要强、人后流泪，尤其夜深人静时，常常难以入睡或持续早醒。脑卒中也会引发语言障碍（不愿意讲话或不主动交流）和躯体功能障碍。情绪问题往往隐匿于神经损伤之后，情绪障碍会增加疾病复发、致残和死亡的风险，需要引起家属、医护人员及整个社会的足够重视。

卒中后焦虑

脑卒中患者常有很多疑虑，如"卒中是否会复发？""我还能回到原来的工作岗位上吗？""我是不是会被他人嫌弃？"这些疑虑、担心是引发焦虑的"导火索"，也是脑卒中后正常的心理反应之一。

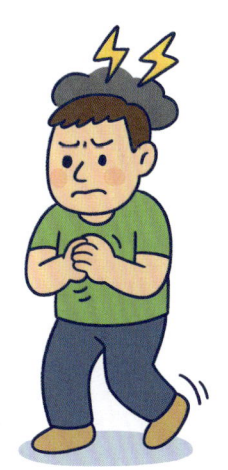

焦虑自评量表（SAS）可以帮助患者了解自身是否存在焦虑状态（表 3-2-1）。量表包含 20 道题目，每题后对应 4 个分值，分别表示：1 分，没有或很少时间有；2 分，有时有；3 分，大部分时间有；4 分，绝大部分时间或全部时间有。要求根据最近 1 周的实际情况做出选择并在对应的分值上画"〇"。请仔细阅读和理解题目含义并在 10 分钟内完成。

表 3-2-1 焦虑自评量表（SAS）

序号	题目	没有或很少时间有	有时有	大部分时间有	绝大部分时间或全部时间有
1	我觉得平常容易紧张和着急	1	2	3	4
2	我无缘无故地感到害怕	1	2	3	4
3	我容易心里烦乱或觉得惊恐	1	2	3	4
4	我觉得我可能将要发疯	1	2	3	4
5	我觉得一切都很好，也不会发生什么不幸	4	3	2	1
6	我手脚发抖打颤	1	2	3	4
7	我因为头痛、头颈痛和背痛而苦恼	1	2	3	4
8	我感觉容易衰弱和疲乏	1	2	3	4
9	我觉得心平气和，并且容易安静坐着	4	3	2	1
10	我觉得心跳得很快	1	2	3	4
11	我因为一阵阵头晕而苦恼	1	2	3	4
12	我有晕倒发作或觉得要晕倒似的	1	2	3	4
13	我呼气吸气都感到很容易	4	3	2	1
14	我手脚麻木和刺痛	1	2	3	4
15	我因为胃痛和消化不良而苦恼	1	2	3	4
16	我常常要小便	1	2	3	4
17	我的手常常是干燥温暖的	4	3	2	1
18	我脸红发热	1	2	3	4
19	我容易入睡并且一夜睡得很好	4	3	2	1
20	我做噩梦	1	2	3	4

将 20 个题目的各个得分相加得到总分，用总分乘以 1.25，四舍五入取整数，即得到标准分。

SAS 标准分的分界值为 50 分，其中 50～59 分为轻度焦虑，60～69 分为中度焦虑，70 分以上为重度焦虑。但应注意的是，关于焦虑症状的临床分级，除参考该标准分的分值外，主要还应根据临床症状，特别是要害症状的程度来划分，标准分仅作为一项参考指标而非绝对标准。

卒中后抑郁

几乎所有的脑卒中患者都伴有不同程度的抑郁症状。抑郁的诱发机制可能与脑部神经元的损伤、脑部病变有关，也可能是对重大突发事件（重大疾病或变故）的反应。脑卒中患者会因身体功能丧失（走路不稳、讲话不利索等）而悲伤，导致自尊心和自我形象受到冲击，产生很大的心理压力。患者因此感到丧失了对命运的支配，易产生负面情绪，导致抑郁。

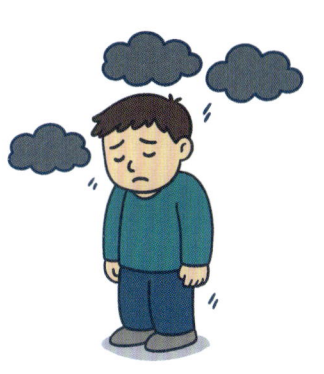

抑郁自评量表（SDS）可以帮助患者了解是否存在抑郁状态（表 3-2-2）。量表包含 20 道题目，每题后对应 4 个分值，分别对应：1 分，没有或很少时间有；2 分，有时有；3 分，大部分时间有；4 分，绝大部分时间或全部时间有。要求根据最近 1 周的实际情况做出选择并在对应的分值上画"○"。请仔细阅读和理解题目含义并在 10 分钟内完成。

表 3-2-2 抑郁自评量表（SDS）

序号	题目	没有或很少时间有	有时有	大部分时间有	绝大部分时间或全部时间有
1	我觉得闷闷不乐，情绪低沉	1	2	3	4
2	我觉得一天中早晨最好	4	3	2	1
3	我一阵阵哭出来或觉得想哭	1	2	3	4
4	我晚上睡眠不好	1	2	3	4

续表

序号	题目	没有或很少时间有	有时有	大部分时间有	绝大部分时间或全部时间有
5	我吃得跟平常一样多	4	3	2	1
6	我与异性密切接触时和以往一样感到愉快	4	3	2	1
7	我发觉我的体重在下降	1	2	3	4
8	我有便秘的苦恼	1	2	3	4
9	我心跳比平时快	1	2	3	4
10	我无缘无故地感到疲乏	1	2	3	4
11	我的头脑和平常一样清楚	4	3	2	1
12	我觉得经常做的事情并没有困难	4	3	2	1
13	我觉得不安而平静不下来	1	2	3	4
14	我对未来抱有希望	4	3	2	1
15	我比平常容易生气激动	1	2	3	4
16	我觉得做出决定是容易的	4	3	2	1
17	我觉得自己是个有用的人,有人需要我	4	3	2	1
18	我的生活过得很有意思	4	3	2	1
19	我认为如果我死了,别人会生活得好些	1	2	3	4
20	平常感兴趣的事我仍然感兴趣	4	3	2	1

将 20 个题目的各个得分相加得到总分,用总分乘以 1.25,四舍五入取整数,即得到标准分。

SDS 标准分的分界值为 53 分,其中 53～62 分为轻度抑郁,63～72 分为中度抑郁,73 分以上为重度抑郁。但应注意的是,关于抑郁症状的临床分级,除参考该标准分的分值外,主要还应根据临床症状,特别是要害症状的程度来划分,标准分仅作为一项参考指标而非绝对标准。

健康加油站

改善焦虑抑郁的方法

即使出现焦虑、抑郁情绪,也无须过分担心。对于脑卒中后的变化,大多数患者和家属会逐渐适应。每位患者和所在家庭都会形成一套缓解情绪和压力的方法,如听轻音乐、散步或开展其他休闲活动等,也可以求助医生和心理治疗师采取非药物治疗,通过科学的指导达到事半功倍的效果。

应鼓励患者倾诉自己的情感,如恐惧、愤怒、悲伤、失意等。这种情感无所谓对错,是正常的情绪表达。仅仅叮嘱患者不要悲伤对患者并没有太大帮助。若焦虑或抑郁状态持续时间较长,自身已经难以调节时,可通过服用抗焦虑抑郁药物的方式缓解。

脑卒中后的焦虑抑郁在治疗上主要分为药物治疗和非药物治疗两类。但是,对有厌世悲观情绪且已经做出自杀计划的患者,建议到专科医院就诊,采取药物治疗和心理治疗、生物反馈治疗、音乐治疗、运动疗法等非药物治疗的综合治疗模式。这不仅可以使患者情绪稳定、食欲好转、躯体症状改善、睡眠质量提升,还能促进受损的神经功能得到修复。

以卒中后抑郁为例。通过规范用药,抑郁状态可在 2～3 个月内好转 75% 以上,此时需要维持治疗 9～12 个月。而首次发病的患者建议维持治疗 1 年以上,复发性或者难治性抑郁患者,维持治疗需要 2 年甚至更久。

卒中后抑郁与一般的抑郁症在药物治疗方案上是不同的,受损脑区的位置、范围及神经功能损害程度往往与病程转归密切相关。有的脑卒中患者疗程更长、症状消除不彻底或复发风险更高。因此,请务必在医生指导下服药和增减药量,监测药物不良反应,切忌自行停药,避免造成症状突然加重,增加自杀风险。

记忆障碍

脑卒中患者常伴有记忆障碍,表现为学习困难和记忆力减退。即使是轻微的脑卒中也会影响记忆功能,当然也可能是潜在的记忆障碍在发病后凸显了。

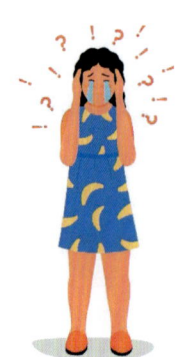

记忆障碍分为近期记忆受损和远期记忆受损。近期记忆是指脑卒中发生后获得的记忆;远期记忆是指脑卒中发生前已经获得的记忆。脑卒中患者的记忆障碍属于近期记忆受损。患者表现为可以清楚地讲述多年以前发生的事情,但很难想起当天早饭吃了什么,做了什么,脑子似乎无法记住新的东西。

记忆与注意之间存在着紧密且复杂的关系。注意不仅能够帮助人们筛选和加工信息,还能够影响记忆的形成和巩固。而记忆会影响注意的分配,注意力集中时,人们能够更加高效地处理与记忆内容相关的信息。因此,当出现记忆障碍的时候,注意也会受到影响。有些脑卒中患者的注意力集中时间短,一次性只能记住少量复杂信息。例如,向患者同时出示 5 件物品,短时间呈现后撤掉并请患者回忆,患者往往只记住了其中的 1 件物品或将物品与对应名称混淆。因此,可以在与患者沟通时这样帮助患者:

※ 每句话不要过长,尽量简练、清楚。

※ 沟通内容简短,尽量与患者的注意力持续时间相符。

※ 将信息分解成简单的部分,逐一叙述。

※ 患者完成一步后再进行下一步。

※ 请患者用自己的话复述所做的事。

※ 移除容易引起分心的物品。

※ 若患者感到劳累,不要勉强,疲劳也会影响记忆力。

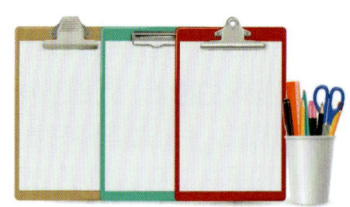

※ 使用辅助物品帮助记忆,如相关书籍、笔记、小卡片等。

记忆障碍还会影响解决问题的能力。问题解决是建立在记忆、注意等基础上的一种以决策、推理和解决问题为表现的高级认知过程。因此,记忆障碍也会影响思维的有效组织和实时调整思绪的能力,导致判断力下降。患者可以这样做:

※ 在一段时间里只做 1 件事。

※ 将工作分为几个步骤完成。

※ 在开展新任务之前不要贸然行事,要三思而后行。

※ 自己做日程安排。

※ 进行恢复性锻炼。

3.2.3 健康饮食

饮食是健康的基础, 脑卒中患者更要谨记这一点,吃好每一顿饭,过好每一天。从营养均衡与合理膳食角度出发,提倡患者在家用餐。餐馆的食物虽然美味,但通常也会添加过量油盐或食品添加剂,很容易使摄入总量和热量超标,而在家用餐可以更好地控制这些因素。

研究表明,不同年龄起点、不同性别的人将饮食模式逐渐调整为长寿饮食模式后,预期寿命增加的年数是不同的。如果从 20 岁开始转换饮食模式,女性和男性的预期寿命可分别增加 10.6 年和 12.9 年;从 40 岁开始转换饮食模式,女性和男性的预期寿命可分别增加 10.2 年和 12.0 年;从 60 岁开始转换饮食模式,女性和男性的预期寿命可分别增加 8.6 年和 9.3 年;从 80 岁开始转换饮食模式,女性和男性的预期寿命分别增加 3.4 年和 3.1 年(图 3-2-1)。

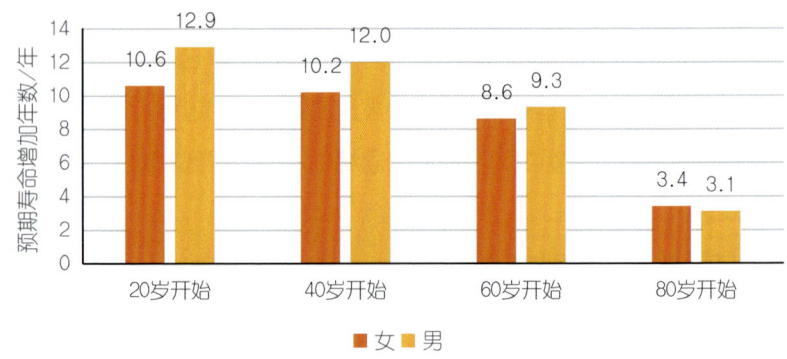

图 3-2-1 不同年龄调整为长寿饮食模式后预期寿命增加年数

所谓长寿的饮食模式指每日摄入适量的全谷物、水果和白肉;大量的牛奶和乳制品、蔬菜、坚果和豆类;相对少量的鸡蛋、红肉和含糖饮料;少量精制谷物和加工肉。在此基础上,若摄入更多的全谷物、坚果和水果,同时减少含糖饮料和加工肉,则可能更大程度上延长寿命。

谷类和薯类同属主食,在营养价值上有什么不同?谷类和全谷类有什么区别?以 100 克红薯、大米和燕麦为例:大米和燕麦包含更多能量和蛋白质,红薯的能量和蛋白质虽不及大米,但膳食纤维、维生素 A、维生素 E 和维生素 C 含量均远高于大米;大米和燕麦相比能量差不多,但因为燕麦含有植物的麸皮,所以膳食纤维、维生素 B_1、维生素 E 的含量远高于大米(表 3-2-3)。

表 3-2-3 薯类、普通谷类、全谷类营养价值表

类别	主食名称	能量/千卡	蛋白质/克	膳食纤维/克	维生素 A/毫克	维生素 B_1/毫克	维生素 E/毫克	维生素 C/毫克
薯类	红薯	99	1.1	1.6	125	0.04	0.28	26
普通谷类	大米	349	8.3	0.5	0	0.13	0	0
全谷类	燕麦	367	15	5.3	0	0.3	3.07	0

注:红薯、大米、燕麦以 100 克计。

全谷类兼有薯类和普通谷类的优势，既有足够的能量又含有丰富的膳食纤维和维生素。但需要注意的是，不同的全谷类食物所含的营养成分并不均衡，这就意味着，几乎不存在某种天然食物含有全部营养成分。因此，想要均衡摄入各种营养素，唯一的解决之道就是保持食物的多样性。

※ 水果。每日 200～350 克。不要以瓶装果汁代替新鲜水果。因为水果在加工成果汁时可能会添加过量的糖。水果中的膳食纤维可以增加饱腹感，润肠通便，但却不会增加能量的摄入。而且为了保证口感，果汁会在加工过程中滤掉果渣，导致膳食纤维的流失。推荐自己榨果汁喝，但不要加糖，并连同果渣一起喝掉，这样营养成分会大大保留下来。但在制作果汁的过程中，水果难免与空气接触，导致维生素被氧化，应尽快饮用。

※ 新鲜蔬菜。每日不少于 300 克，并尽量种类多样化。

※ 各种乳制品。每日摄入量相当于液体奶 300 毫升。如果喝牛奶腹泻，很可能是因为对其中的乳糖不耐受，可以尝试喝酸奶来代替。

※ 肉和蛋。平均每日 120～200 克。具体来说，每周平均的畜禽肉摄入量在 300～500 克、鱼类 300～350 克或每周 2 次（其中 1 次是深海鱼）、蛋类 300～350 克。

脑卒中患者的饮食

良好的饮食模式在整个脑卒中康复周期中发挥着重要作用。没有食欲、吞咽困难、行动不便、情绪低落都会影响进食，导致患者营养不良和抵抗力下降。"吃"是保持体力的最佳方法。当然，为了恢复健康，脑卒中患者需要执行更为严格的健康饮食模式。

脑卒中患者的健康膳食应坚持以植物性食物为主、动物性食物为辅的饮食模式，即食物多样且三大营养素供能比适当。可参照"中国居民平衡膳食餐盘"来搭配不同种类的食物（图 3-2-2）。

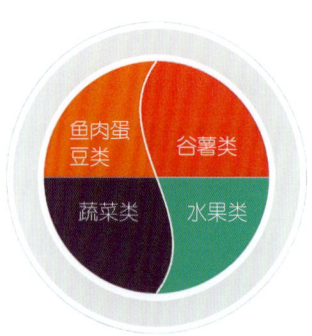

图 3-2-2　中国居民平衡膳食餐盘

怎样才算吃得健康？我们常说"好好吃饭"，这意味着不挑食、胃口好。结合长寿饮食结构，建议脑卒中患者适当增加碳水化合物的摄入量，如谷物和米饭，选择高纤维食物，如全麦食品、水果和蔬菜，减少脂肪摄入，可选择脱脂牛奶。限制饮酒，因为酒精会干扰药物作用，如果一定要饮酒请先咨询医生。

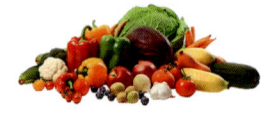
蔬菜水果

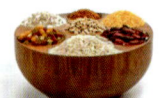
全麦食品

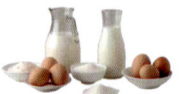
蛋奶乳制品

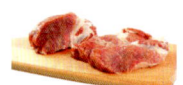
肉

以每日为例。 推荐谷类食品占脑卒中患者饮食结构的大部分，其次是蔬菜、水果、乳制品，最后是少量肉类。具体来说，水果和蔬菜的摄入量每种≥200克，膳食纤维（最好选择全谷物纤维）35～45克，鱼类120～200克，瘦肉、低脂乳制品和液体植物油及无盐坚果≤30克，盐≤5克；限制高能量食物（如含糖软饮料）。同时，可用不饱和脂肪酸代替饱和脂肪酸，将饱和脂肪酸控制在总量的10%以下，尽可能少地摄入反式脂肪酸。最好不食用过度加工的食品。此外，定期进行营养不良风险评估，特别是非自愿性体重下降（半年内体重下降≥5%）应引起重视，及时就医。

脑卒中伴高血压患者的饮食

高血压作为一种最常见的生活方式病,易受饮食因素的影响,其中最主要的就是高盐饮食。盐的成分主要是氯化钠,它是由钠离子和氯离子组成的化合物。我国大约有 1/3 的高血压患者属于盐敏感型高血压,也就是说因为摄入过量的盐而患上的高血压。高盐造成水钠潴留,导致血容量增加,心脏负担加重,使血管管腔狭窄,周围血管阻力增加,最终血压升高。因此,预防和控制高血压,首先要控制钠的摄入量。

许多天然食品本身就含有钠,如米面、果蔬、肉蛋奶等,只不过含量有高有低。食品在加工过程中使用的添加剂里也含有钠,如食盐(氯化钠)、食用碱(碳酸钠)、味精(谷氨酸钠)、防腐剂(苯甲酸钠)等。常见的酱油、番茄酱、甜面酱等调味品中的钠含量也很高,而薯片、果脯、饼干等零食都是高钠食品的典型。

2013 年 1 月 1 日我国正式实施《食品安全国家标准 预包装食品营养标签通则》(GB 28050—2011),要求预包装食品的营养成分表上必须标注钠的含量,这不仅宣传了食品营养知识,也指导大家科学膳食。脑卒中伴高血压患者想要控制钠量,应尽量减少加工食品的摄入,选择新鲜食材。烹饪时控制食盐的使用量。购买预包装食品时"睁大眼睛",仔细查看营养成分表,除了"能量"这一数值之外,还应重点关注钠含量,同类食品中选择"低钠""无钠"的产品,而营养素参考值(NRV)超过 30% 的食品应少购、少吃(表 3-2-4)。

表 3-2-4 营养成分表中的钠

项目	每 100 克	NRV/%
能量	1587 千焦	19
蛋白质	7.4 克	12
脂肪	13.2 克	22
碳水化合物	58.4 克	19
钠	200 毫克	10

饮食模式建议：

（1）控制总能量。参考健康体重，注意肌肉含量。可通过"吃动平衡"的模式，维持健康体重。超重和肥胖患者可根据减重目标，在现有基础上每日减少约 500 kcal 的能量摄入。

（2）限制钠的摄入量。每日食盐摄入量逐步降至 5 克以下，限制高钠食物，适当增加富含钾的食物。可选择低钠盐（肾病、高钾血症患者除外）。

（3）保证新鲜蔬菜和水果的摄入量。每日蔬菜不少于 300 克，水果 200～350 克。

（4）减少饱和脂肪酸和胆固醇的摄入量。提高不饱和脂肪酸的摄入比例，尽量避免反式脂肪酸。

（5）限制饮酒或不饮酒。成年人如饮酒，单日的酒精量不超过 15 克，患者饮酒需先咨询医生。

（6）高血压合并多种疾病的脑卒中患者，可采用相应疾病的饮食指导原则。如出现不一致的饮食建议，应先咨询医生，医生会根据不同疾病的严重程度融合制订饮食方案。

脑卒中伴超重/肥胖及血脂异常患者的饮食

《中国血脂管理指南（2023 年）》中指出，降脂治疗中首选推荐健康生活方式，合理膳食对血脂影响较大（图 3-2-3）。

饮食模式建议：

（1）控制总能量。参考健康体重，注意肌肉含量。可通过"吃动平衡"的模式，维持健康体重。超重和肥胖患者可根据减重目标，在现有基础上每日减少约 500 kcal 的能量摄入。

（2）控制脂肪总量，采用少油烹饪方法。每日脂肪摄入量占总能量的 20%～25% 为宜，使用烹调油不超过 25 克，即最常见的白瓷调羹 3 勺。有刻度的"限油壶"更容易把握用油量。烹饪方法尽量采取炖、焖、凉拌。

生活方式干预是降脂的基础
其中合理膳食对血脂影响较大

健康的生活方式是降脂治疗的首选

生活方式对血脂影响	推荐类别	证据等级
降低总胆固醇和低密度脂蛋白胆固醇		
控制体重	I	A
增加身体活动	IIa	B
降低甘油三酯		
减少饮酒	I	A
增加身体活动	I	A
控制体重	I	A
升高高密度脂蛋白胆固醇		
增加身体活动	I	A
控制体重	I	A
戒烟	IIa	B

降脂膳食治疗推荐

推荐建议	推荐类别	证据等级
应限制油脂摄入总量，每日20～25克，采用不饱和脂肪酸（植物油）替代饱和脂肪酸（动物油、棕榈油等）	IIa	A
避免摄入反式脂肪酸（氢化植物油等）	III	A
ASCVD中危以上人群或合并胆固醇血症患者应考虑降低食物胆固醇摄入	IIa	B

在推荐中国心脏健康膳食模式基础上，对ASCVD中高危人群和高胆固醇血症患者应特别强调减少膳食胆固醇的摄入，每日膳食胆固醇摄入量应在300毫克以下。

图3-2-3　《中国血脂管理指南（2023年）》降脂治疗及膳食推荐

（3）选用好的脂肪来源，减少饱和脂肪酸的摄入。每日饱和脂肪酸不超过总量的10%，尽量避免反式脂肪酸，提高不饱和脂肪酸的摄入量，特别是富含ω-3的多不饱和脂肪酸类食物，如适量食用富含ω-3的多不饱和脂肪酸的多脂鱼类（每周2～3次，每次50～100克）。选择畜肉时，应减少肥肉的摄入量，每日不超过75克，首选鱼肉或鸡、鸭、鹅肉。减少或限制食用加工肉制品。在控制每日总脂肪摄入量的前提下，每周适量增加50～70克坚果。普通奶、低脂奶或脱脂奶，每日饮用量为300～500毫升。每日鸡蛋（含蛋黄）不超过1枚。

（4）增加膳食纤维的摄入量，每日摄入25～40克膳食纤维。多吃新鲜蔬菜和水果，每日蔬菜不少于300克，水果200～350克。多吃粗杂粮和豆类，每日全谷类食物摄入量在50～150克或全谷类食物占全天谷物摄入量的1/4～1/3。大豆25克（相当于南豆腐125克或豆腐丝50克）。

（5）高胆固醇血症的脑卒中患者除遵循上述建议外，每日胆固醇摄入量应少于 300 毫克（约半斤鸡肉），并适量增加富含植物甾醇的食物，如燕麦、玉米胚芽油等。

（6）高甘油三酯血症的脑卒中患者除遵循上述建议外，应适当限制碳水化合物的摄入，特别是精米精面类食物。限制饮酒，不建议血脂异常的患者饮酒，如饮酒应限制摄入量。

（7）不喝或少喝含糖饮料。用无糖饮料代替含糖饮料，不可长期饮用代糖饮料。可以喝适量的咖啡（每日 1～4 杯），但尽量选择不含添加剂或含少量添加剂的咖啡。长期饮茶可改善血脂异常（首选绿茶），但不推荐用浓茶或茶类饮料代替饮用水。

随着人们健康饮食意识的提高，大家已经很少主动选择油炸食品、奶油蛋糕等高脂食物了。但一些隐性的高脂食物仍可能被忽视，它们欺骗性强，日常生活中很难准确、快速识别，导致人体被动地摄入了过多的高脂食物。常见的隐性高脂食物有哪些呢？

※ 家禽类的皮

纯鸡肉是一种低脂肪、高蛋白质的食品，具有很高的营养价值。但 100 克鸡皮的脂肪含量高达 42.76 克，所以只吃鸡肉，不吃鸡皮是减少隐性脂肪摄入的正确做法。同样，蘸白糖的烤鸭皮、鸡爪、鸭掌也是隐性高脂食物。

※ 肉汤、骨头汤

很多患者会喝肉汤、骨头汤来补身体，但汤中含有较多油脂，食用时应尽量撇去表面的浮油。

※ 菜卤汁

卤汁拌饭、盖浇饭是常见的饮食搭配，如用红烧肉或红烧鱼的卤汁拌饭。但卤汁中糖、盐和油脂的含量都非常高，用卤汁拌饭，会使纯碳水化合物食物变成高糖、高盐、高油的食物，增加了隐性脂肪的摄入。

※ 沙拉酱、火锅酱

生吃洁净的蔬菜本来是一种很好的饮食习惯,但因为大多数蔬菜本身的味道寡淡,往往口感欠佳,而沙拉酱口味丰富,与蔬菜搭配深受大众喜爱。但沙拉酱毕竟是一款调味品,糖、盐和油的含量较高,会导致摄入过多的隐性脂肪。火锅酱(如芝麻酱、海鲜酱等)脂肪含量普遍较高,可能增加血脂风险;而火锅汤底嘌呤含量高,长期大量饮用易引发尿酸升高。两者叠加会进一步加重代谢负担。

※ 饼干、方便面

饼干在生产加工过程中,会添加大量糖、反式脂肪酸和盐,100克苏打饼干的脂肪含量高达25.2克;而100克方便面中的脂肪含量为21.1克,加上味重多油的调味料包,因此也成了隐性高脂食物。

脑卒中伴糖尿病患者的饮食

每日饮食模式建议:

(1)控制总能量。养成低脂、低钠、低糖的清淡饮食习惯。每日烹调油使用量控制在25克以内,食盐用量每日不超过5克。参考健康体重,注意肌肉含量。可通过"吃动平衡"的模式,维持健康体重。超重和肥胖患者可根据减重目标,在现有基础上每日减少约500 kcal的能量摄入。

(2)主食粗细搭配,限制高血糖指数(GI)食物。碳水化合物占总能量的45%~60%,且多选择较低GI的食物,提高主食中全谷物和杂豆的摄入量(尽量保持在50%以上),并注意控制膳食的血糖负荷(GL)。

(3)增加膳食纤维的摄入量。每日25~30克,可多吃粗杂粮。

(4)多吃新鲜蔬菜,尽量做到餐餐有蔬菜,且每日蔬菜不少于300克,且深色蔬菜占50%以上。水果应限量,果汁不能代替鲜果。两餐之间如有加餐可选择低含糖量或低GI的水果,并计入总能量。

(5)限糖。不喝含糖饮料(包括果汁饮料,通常1瓶500毫升的含糖饮料中含糖量约50克),少喝代糖饮料,适量喝咖啡,尽量选择白开水和淡茶。

GI 与 GL

血糖指数（GI）是衡量食物对血糖影响的相对指标。它反映了人体进食后血糖水平升高的程度。

血糖负荷（GL）是指单位食品中的糖类和血糖指数的乘积。这一指标涉及食物中碳水化合物的总量和 GI 值，因此可以更全面地反映食物对血糖的影响。

计算公式：GL=GI 值 × 碳水化合物含量（克）/100。

※ 低 GL 食物：GL＜10，对血糖影响最小。

※ 中 GL 食物：10≤GL≤20，对血糖影响一般。

※ 高 GL 食物：GL＞20，对血糖影响最大。

主食是影响糖尿病患者能量摄入及餐后血糖控制的重要因素。但主食的摄入量因人而异，应综合考虑体重、营养状况、体力活动强度、血糖控制水平及用药等情况。每日主食应定量，多选全谷物和低 GI 食物，这将有利于餐后血糖的控制，其中全谷物和杂豆类等低 GI 食物应占主食总量的 1/3 以上。

GI 相对高的主食（✗）

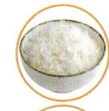
白米饭 GI=90

面包 GI=87.9

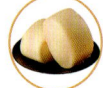
白馒头 GI=85

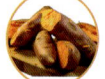
烤红薯 GI=82

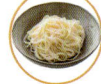
龙须面 GI=81.6

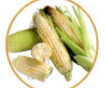
糯玉米 GI=63

GI 相对低的主食（✓）

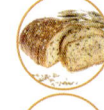
全麦面包 GI=65

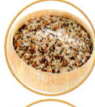
糙米饭 GI=56

多谷藜麦面 GI=55

水果玉米 GI=55

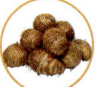
煮芋头 GI=54

菜包子 GI=39

正确喝水

保证每日饮水量在 1500～1800 毫升，相当于我们常说的"一天 8 杯水"，每杯的量可参考最常见的一次性纸杯（200 毫升/杯）。心衰及肾功能不全的脑卒中患者需要根据医生的建议减少饮水量，急性心衰患者每日饮水量不要超过 1000 毫升。其实，一天喝 8 杯水并不难，可以每隔 1～2 个小时喝一杯，但是每小时内的饮水量不宜超过 800 毫升，单次饮水不超过 200 毫升，两次饮水间隔至少 15 分钟，原则就是少量多次。感到口渴说明身体已经处于轻度脱水的状态。如果大量出汗，还需增加饮水量。此外，口渴并不能作为身体缺水的准确提示信息，但可以通过观察尿液颜色来判断，浅色尿液表明体内含水量正常，尿液颜色越深表明体内含水量越少（图 3-2-4）。

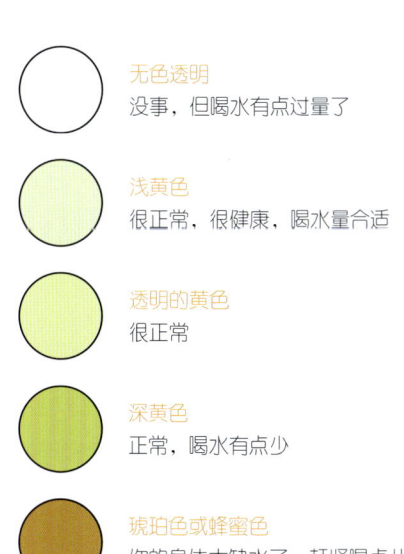

图 3-2-4　尿液颜色测试图

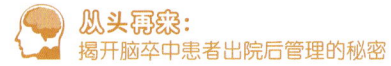

从头再来：
揭开脑卒中患者出院后管理的秘密

健康加油站

成人糖尿病患者饮食原则和建议

自我管理——定期营养咨询,提高血糖控制能力。
规律进餐——合理加餐,促进餐后血糖稳定。
食养有道——合理选择食物和药物。
清淡饮食——限制饮酒,预防和延缓并发症的发生。
食物多样——养成合理膳食习惯。
能量适宜——控制超重、肥胖和预防消瘦。
主食定量——优选全谷物和低血糖生成指数食物。
积极运动——改善体质和提高胰岛素敏感性。

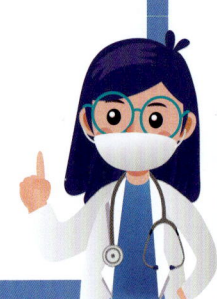

3.2.4 坚持运动

健康人群的运动建议

对健康的成年人来说,建议每周累计进行 150 分钟的中等强度或 75 分钟的高强度有氧运动,也可以将二者结合,但每次需至少运动 10 分钟才可以累计。一般不推荐一次性完成 1 周的运动量,这极易导致运动损伤,正确的做法是将运动量分散在 1 周内完成,这会获得更好的效果。运动频率可参考"中等强度运动状态下,每次 30～60 分钟"的原则。而运动能力较差者,建议选用低强度的有氧运动。根据自身情况增加日常生活中的身体活动(如低强度的家务劳动、庭院活动等),减少静坐时间。在每次运动之前做好充分的热身和防护措施。

有 3 个简单的方法判断中等运动强度：①运动时心跳和呼吸稍有加快，但可以正常说话交流；②通过公式计算获得适合自己的中等强度；③运动时佩戴运动手环等设备，通过监测心率来量化中等强度并匹配主观感受。

> 计算公式：
>
> 最大心率＝220−年龄。
> 中等强度运动心率＝最大心率×（60%～70%）。

例：某人 40 岁，最大心率和中等强度运动心率范围分别是多少？

最大心率＝220−40＝180 次/分。

中等强度运动心率＝180×（60%～70%），即 108 次/分至 126 次/分。

有氧运动和无氧运动（力量训练或抗阻力训练）都是很好的运动方式，可以消耗热量、改善心血管健康、控制血糖和提高肌肉力量。"氧"并不是有氧运动和无氧运动之间的唯一区别，任何形式的身体活动都会涉及有氧和无氧两种代谢方式，如篮球或网球就是将低强度活动（有氧）与高强度活动（无氧）相结合的运动。有氧运动的持续时间长，而无氧运动强度大。有氧运动通过持续供氧支持肌肉代谢，而无氧运动因氧气不足转而依赖糖原无氧分解供能。简单来说，进行有氧运动（散步、跳绳、游泳、骑车、在跑步机上行走等）时，脂肪和葡萄糖在提供能量，当运动强度逐渐增加，有氧运动就会转换为无氧运动。像短跑冲刺这样的无氧运动，就是从肌肉中提取糖原（葡萄糖的一种形式）作为燃料，而糖原储存量的耗尽和乳酸的积累是肌肉疲劳的原因。

任何体育活动均对健康有益。健康的成年人可以适当增加活动量，在一定范围内活动量越大，健康收益越大。如果每周能进行 300 分钟的中等强度运动或 150 分钟的高强度运动，会比仅仅满足基本活动量获得更多的健康收益（表 3-2-5）。

表 3-2-5　运动与效果

体育活动类别	体育活动方式	效果
有氧运动（高强度）	快跑（8千米/小时以上）、骑自行车（16千米/小时以上）	提高心肌收缩力量和心脏功能，进一步改善免疫功能
有氧运动（中等强度）	健身走、慢跑（6~8千米/小时）、骑自行车（12~16千米/小时）、登山、爬楼梯、游泳等	改善心血管功能、提高呼吸功能、控制与降低体重、增强抗疾病能力、改善血脂、调节血压、改善糖代谢
球类活动	篮球、足球、橄榄球、曲棍球、冰球、排球、乒乓球、羽毛球、网球、门球、柔力球等	提高心肺功能、提高肌肉力量、提高反应能力、调节心理状态
中国传统运动	太极拳（剑）、木兰拳（剑）、武术套路、五禽戏、八段锦、易筋经、六字诀等	提高心肺功能、增强免疫机能、提高呼吸功能、提高平衡能力、提高柔韧性、调节心理状态
力量练习	非器械练习：俯卧撑、原地纵跳、仰卧起坐等 器械练习：杠铃、哑铃或各类综合力量练习器械等	增加肌肉体积、提高肌肉力量、提高平衡能力、保持骨健康、预防骨质疏松
牵拉练习	动力性牵拉：正踢腿、甩腰等 静力性牵拉：正压腿、压肩等	提高关节活动幅度和平衡能力，预防运动损伤

常见的运动：

（1）跑步

①选择跑鞋。足弓正常者和高足弓者选择缓冲型跑鞋；平足者选择控制型跑鞋；低足弓者选择支撑型或稳定型跑鞋；脚外翻者选择缓冲型或减震型跑鞋；脚内翻者选择控制型或稳定型跑鞋。

②选择合适的跑步场地，草地＞塑胶跑道＞跑步机＞柏油路＞水泥路。

③空腹跑步会降低身体中的血糖含量，容易导致出现头昏眼花、四肢无力，甚至晕厥。因此，建议不要空腹运动。

④如果只是锻炼身体，可隔天跑1次或每周跑2~3次，每次40分钟。

当身体适应这一强度之后,可以慢慢提速或增加时间。如果想通过跑步减肥,建议每次跑40分钟以上或5公里,每周3～5次。若已经达成减肥目标想要停止跑步,应逐日递减运动量和时间,避免引起"反弹性肥胖"。

⑤跑步前先热身。慢跑3～5分钟、拉伸3～5分钟;开始时,速度为习惯跑速的80%,逐渐增加到习惯速度,接近终点时降至习惯速度的70%;跑后走步5分钟、抖动身体或拉伸3～5分钟;按摩肌肉(两手交替由膝盖窝向脚踝方向轻轻挤压小腿肚、拍打大腿,每个动作各30次)。

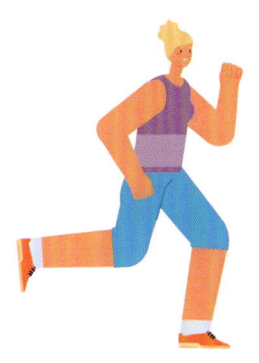

⑥跑步过程中的呼吸很重要,不用太在意是两步一呼还是三步一呼,慢慢找到自己的节奏后,呼吸自然会变得有规律。

⑦慢跑时的心率应维持在最大心率的60%～80%。适应一段时间后,很多人会将心率维持在最大心率的75%～85%。与呼吸一样,心率也没有固定要求,只要跑完不会觉得难受就可以。

(2)挥拍运动

羽毛球、网球、乒乓球等挥拍运动在锻炼身体协调性、各肌肉群和改善心肺功能的同时,可以让大脑处于活跃状态,使注意力更加集中,从而达到延缓大脑衰老的效果。

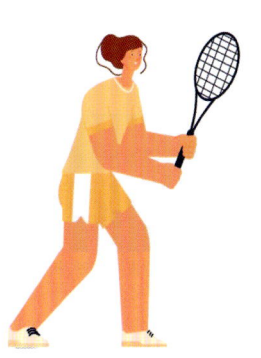

①运动频率与时长。每周3～5次,每次45～60分钟。

②热身与放松。运动前后需进行5～10分钟的热身和拉伸。

③运动不要过于激烈。

（3）骑自行车

骑车是一项很好的有氧运动，不仅能让身体充分处于户外环境之中，还能在阳光充足时促进维生素 D 的合成，有助于缓解压力、提升身心健康。

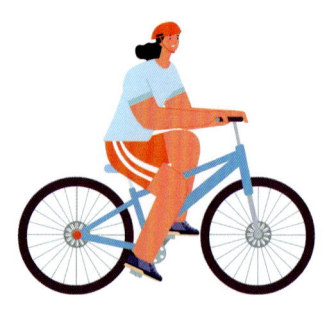

①运动时长与速度。每次 30~60 分钟，速度应控制在个人能够承受的范围内，避免过快或过慢。

②热身与放松。运动前后需进行 5~10 分钟的热身和拉伸。

③安全装备。专业骑行应穿戴合适的头盔、护膝、护肘等保护装备，以确保安全。在夜间或光线不好的情况下骑行，还应安装车灯、尾灯和反光片等设备。

④骑行姿势。正确的骑行姿势有助于减少对脊椎的冲击。车座的高度应调整为踩踏到底时腿部略微弯曲，避免膝盖完全伸直或完全弯曲。骑行时身体稍前倾，两臂伸直，腹部收紧，采用腹式呼吸方法，膝、髋关节保持协调。

（4）走步

即使是放松状态下的步行也可以在一定程度上改善健康状况。目前的研究认为，每日 7000 步对健康人群更为适宜。与不爱走路的人相比，每日步数多增加 1000 步，全因死亡率可降低 20% 以上。综合国内外指南和研究成果，每日步数建议："基础目标"为累计步数≥4500 步（无速度和时长要求）；"强化目标"为中等速度连续步行≥6000 步（中等速度约为每 3 分钟步行 200 米）。

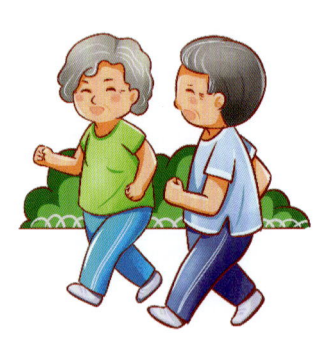

"三高"脑卒中患者的运动建议

（1）脑卒中伴高血压患者的运动

①加强血压监测。若运动前收缩压超过 180 mmHg 和（或）舒张压超过 110 mmHg，应先控制血压再运动。

②特殊患者必须另行评估。高血压合并症患者在开始运动前应先在医院进行运动测试（如 6 分钟步行试验、心肺运动测试等），并根据测试结果确定运动方案。

③运动时避免憋气。大负荷的力量训练应避免憋气动作，减少胸膜腔内压和肺内压增加而导致的心肌供血不足。

④运动后要充分放松。不要立即停止高强度运动，应逐渐降低运动强度后停止，持续放松时间在 5 分钟以上。预防运动后低血压。

⑤注意药物与运动的相互作用。服用 β 受体阻滞剂的患者更适合采用主观用力感觉或讲话测试来衡量运动强度。如果运动对控制血压有效，应在医生的评估下酌情调整用药剂量。

（2）脑卒中伴糖尿病患者的运动

①减少静坐时间，增加日常活动量。连续静坐时间不超过 60 分钟。增加日常活动和结构化锻炼。运动方案应包含有氧运动、抗阻力训练和柔韧性训练。

②注意运动强度。一般建议进行中等强度的有氧运动。

③量力而行，循序渐进。避免突然增加运动强度、时间、频率或改变运动类型。

④餐后运动。建议用餐 1 小时后运动，避免低血糖。

⑤注意保护溃疡面。对于伴有周围神经病变的糖尿病患者应采取正确的足部防护措施，选择合适的鞋袜。足部溃疡未愈合的患者应避免负重和水下运动。

⑥视网膜病变患者应避免高强度运动和憋气动作。患有严重非增生性和

增生性糖尿病视网膜病变的患者应避免高强度的有氧运动、抗阻力训练及头部剧烈晃动、头朝下等动作。

⑦运动期血糖管理：

※ 关注血糖水平。血糖水平低于 3.9 mmol/L 时不要做高强度运动。1 型糖尿病患者运动前的血糖水平应为 7.0～10.0 mmol/L，2 型糖尿病患者运动前的血糖水平应为 5.0～13.9 mmol/L。

※ 注意监测血糖。运动初期可在运动前 15～30 分钟和运动后 30 分钟内监测血糖。如果运动时间超过 60 分钟，需每 30 分钟测量 1 次。规律运动一段时间后，可减少测量的频次。

※ 注意药物与运动的相互作用。服用胰岛素促分泌剂（磺脲类和格列奈类）的患者，运动中需要关注低血糖相关症状或在医生指导下酌情减少运动当日的用药量。

※ 运动结束后适当补充能量。可适量食用低 GI 食物，如燕麦片、水果、坚果等。

（3）脑卒中伴高血脂患者的运动

①有氧运动为主。每周进行 250～300 分钟的中等或较高强度的有氧运动。提倡多种形式相结合的抗阻力训练并辅以柔韧性训练。

②量力而行，循序渐进。避免突然增加运动强度、时间、频率或改变运动类型。

③注意药物的副作用。他汀类降脂药物会导致肌肉无力和酸痛。如果运动时出现异常或持续性肌肉酸痛，应立即停止运动并及时咨询医生，避免肌肉损伤。

④特殊患者必须另行评估。对合并心血管疾病的中高危风险患者，在开始运动前应先在医院进行运动测试（如 6 分钟步行试验、心肺运动测试等），并根据测试结果确定运动方案。

保护双足

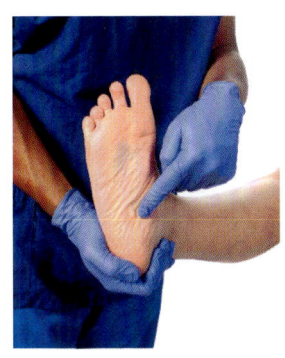

因脑卒中导致肢体瘫痪、肌力减弱或感觉减退的患者，走路姿势会发生变化。建议每日检查双脚，尽早发现异常。如检查双脚有无皲裂、水疱、酸痛、肿胀及皮肤颜色的改变。必要时请家人、朋友或医务人员定期检查足底。若发现任何感染征象，如红、肿、渗出，应及时告知医生。

鞋子合脚很重要。这不仅关系到患者走路时的舒适度，也直接影响行走能力和安全性。不合适的鞋子可能会带来很多隐患，引发足部疾病和不适，包括扭伤、疲劳、汗脚、鸡眼、老茧等。应选择由天然材料制作的鞋子，如皮革、粗布等易吸汗材料，尽量避免不透气的人造材料，导致汗脚。选择建议（图3-2-5）：

※ 先分别测量双脚大小，按照尺寸较大的脚购买鞋子。

※ 不要用脚强行撑开鞋子，大小肥瘦要合适，脚后跟感觉舒适。

※ 试穿不同样式的鞋，若感觉不合适就不要买。

※ 穿上鞋子后，脚与鞋子之间留有一定的空隙，通常以一根手指的宽度为宜。

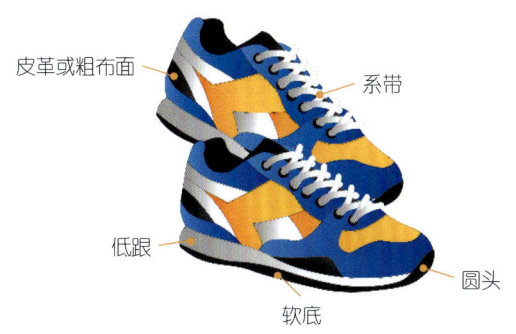

图 3-2-5 理想的鞋子应该具备

3.3 家属的准备工作

家属往往是除患者以外最关注病情进展的人。在患者住院治疗期间,有医生和护士团队提供悉心的照料,家属有时感到自己插不上手。但家属的任务却并不轻松,除了要积极与医疗团队保持密切沟通,及时了解患者的病情变化外,还需要利用这段时间充分休息和调整作息,为患者即将出院做好准备。

或许家属自己也没预料到,脑卒中患者在出院后是多么依赖他们的照护。在这个过程中,家属不仅是患者康复过程中的重要支柱,更是患者情感的寄托,是患者康复之路上不可或缺的支持者。我们希望患者家属尽量做到:

※ 支持和鼓励患者参与康复项目、实践康复技能。

※ 确认康复计划符合患者的实际情况和兴趣。

※ 参与患者的康复活动。

※ 与患者交谈,陪伴患者。与患者一起玩游戏、看电视、听音频。

※ 如果患者交流困难(言语障碍),可先与语言治疗师沟通寻求改善方案。

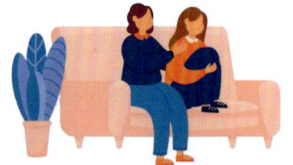

※ 参加为脑卒中患者及其家属提供的教育活动,掌握尽可能多的照护技能。

※ 了解患者能够独立完成、需要帮助完成和不能完成的事。

3.3.1 家属准备好了吗?

照顾脑卒中患者,特别是重症瘫痪患者,对于大多数家属来说都是件繁杂的事,对整个家庭来说更是个巨大的挑战。家属需要了解患者服药的时间,准备日常生活起居(如饮食、翻身、洗浴),参与康复训练和给予陪伴。家属还需要与患者共同面对疾病给患者带来的痛苦与绝望,尽可能满足患者的情绪需求。

照护脑卒中患者的重任往往落在其配偶肩上。但因脑卒中发病常见于65岁以上人群这一特点,配偶自身也需面对高龄带来的挑战。在长期的照护过程中,不少人不仅承受着体力上的极限考验,精神上也饱受煎熬,甚至因过度的身心负荷而疾病缠身。遗憾的是,现实中不乏这样的例子,本应是患者坚强后盾的亲人,却因长期的照护工作耗尽了健康,最终先于患者离世。经济负担、日常照料的重压及无处不在的心理压力,共同织就了一张密不透风的网,让家属难以喘息。

所以,对家属来说,这是一场耐力与智慧并行的漫长旅程。这意味着,每天都应为自己的身心留出休憩与调整的空间,保持身心平衡,就像为电池充电一样,确保每天都可以能量满满。此外,家属需要主动建立有效的情感倾诉与压力释放渠道,避免在无休止的付出中让精神与身体逐渐走向崩溃,只有这样才能既守护好所爱之人,也保全自己,共同迎接每一个黎明。

照顾脑卒中患者的基本原则是:尊重、理解、支持和鼓励。尊重患者的人格和尊严,不要歧视、忽视和嘲笑他们,给予适当的夸奖,增强他们的自信心。充分理解患者的症状和感受,不要对他们的无力和无助感到生气或失望,不要忽视他们的需求和意愿。提醒患者按时服药。支持患者的治疗和康复,让他们尽己所能地完成适度的任务和工作,早日回归社会生活。鼓励患者主动进行康复锻炼,帮助他们养成良好的生活习惯,陪伴他们参与一些有益的社交和娱乐活动。康复的目标是让患者能够独立生活。无论花多长时间都要让他们学会做这些简单的事。请记住,帮助他们但不要代替他们!

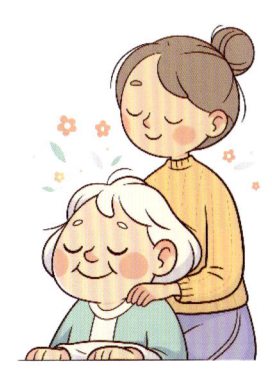

3.3.2 温暖地沟通

温暖地沟通不仅能够传递关爱、构筑起心灵的桥梁，还能更有效地促进患者的康复。脑卒中患者的语言能力受疾病影响，表达和理解都会出现困难，具体表现为说话含混不清或不能理解他人的语意。即使是彼此非常了解的家属，也仍无法完全理解患者的言语和行为。所以，家属应先学会观察患者并掌握与患者沟通的方式和技巧，这将为理解患者和与患者交流打下基础。

首先，营造温馨的沟通氛围。为患者创造一个安静、整洁、光线柔和的环境，减少外界干扰，让患者感到放松。用缓慢的语速交流，确保患者能够听清并理解，并根据患者的反应适当调整音量。微笑是传递善意最直接的方式，眼神接触则能增强彼此的连接感，让患者感受到被重视。

其次，采用鼓励与肯定的语气。对患者每一个微小的进步都给予正面反馈，如"你今天做得比昨天好多了"，以激发其康复动力。不使用否定或指责的语言，避免增加患者的心理负担。应采用建设性的建议或提问方式，也可以用"我们一起努力"代替"你要……"，让患者感受到自己在康复的过程中并非孤立无援。

同时，耐心倾听患者的需求。尽量设身处地理解患者的不便与情绪波动，并通过明确询问引导其表达出来。当患者表达不清时，可通过开放式问题引导其进一步说明，如"你能告诉我你现在最需要什么帮助吗？"

此外，提供实际帮助与分享信息。将复杂的信息分解成易于理解的小短句，用简洁直白的语言传达，避免使用专业术语。对于需要学习的康复动作或日常技能，家属可以亲自示范并鼓励患者尝试，同时给予必要的辅助。定期与患者分享康复进展、治疗计划及相关知识，让患者对自己的状况有清晰的了解。

最后，持续表达爱与关怀。在日常照料中融入小惊喜，如准备患者喜爱的食物、播放喜欢的音乐，让患者感受到生活的美好。面对面告诉患者有多么爱他们，多么为他们感到骄傲，即使再难也愿意一起面对。鼓励并协助患者参与家庭或社区活动，帮助他们重建社交网络，减少孤独感。

健康加油站

帮助患者重塑自尊

※ 反复向患者强调，通过康复治疗可以实现生活自理。

※ 与患者主动交谈，而不是背后议论。让患者参与家庭活动并征求患者的意见。

※ 给予患者无微不至的关爱、理解和尊重。

※ 不要经常与病前的生活做比较。集中精力面对现实，保持积极上进的精气神儿。鼓励患者对能做的事情感到欣慰，而不是对不能做的事情感到难过。

3.3.3 重建生活秩序

脑卒中患者可能会因长期卧床、社交隔离或情绪波动，出现生物钟紊乱，导致昼夜颠倒、饮食不规律的情况。为此，家属需要积极协助患者重建有规律的生活秩序，引导患者按时起床、用餐、休息和睡觉，为他们创造一个安静、舒适且充满熟悉感的生活环境。

在饮食方面，应提供清淡、营养均衡和易于消化的食物。合理的饮食不仅能够为患者提供必要的营养支持，促进身体机能的恢复，还能在一定程度上缓解患者的心理压力，提高其生活质量。家属需确保患者的饮食清淡且营养均衡，关注患者的饮食量和进餐时间。

在患者休息和睡眠时段内保持家居环境的安静。为患者提供柔软、透气的床铺和寝具，如记忆棉床垫、羽绒被等，以提升其睡眠舒适度。同时，在患者的房间或休息区放置患者熟悉的物品，如家人的照片、喜欢的书籍等，这些物品能够唤起患者的美好回忆，增加患者对环境的熟悉感和安全感。对于行动不便的患者，协助其调整舒适的睡眠姿势，避免长时间保持同一姿势导致的不适。如果患者出现入睡困难、夜间易醒等睡眠问题，应及时与医生沟通，寻求专业的解决方案。

在患者的个人卫生方面，家属需更加细心和耐心。除了帮助患者进行洗漱、如厕、换洗衣物、梳理头发、剪指甲等，还应特别注意患者的皮肤护理。卧床容易使皮肤受到压迫和摩擦，引发褥疮等问题。因此，家属应及时为患者翻身，按摩受压部位，保持身体和床单的清洁与干燥，预防泌尿系感染和皮肤感染。

同时，为了帮助患者缓解压力和焦虑，家属可以安排一些轻松、适当的娱乐活动，如听音乐、听广播、看电视、外出散步、晒太阳等。鼓励患者在能力范围内自主完成日常活动，避免过度依赖他人，这也是促进其康复的重要一环。

此外，家属还应根据患者的实际情况，参与到患者具体的康复活动中。这包括定期协助患者与医生沟通并进行康复训练，如肢体活动、语言训练等，以促进其身体功能的恢复。同时，家属还应密切关注患者的病情变化，及时向医生反馈，必要时调整治疗方案和护理计划。

3.3.4　护理与复诊

脑卒中的治疗与康复会消耗患者大量的营养储备,加之生病后饮水和活动量的减少,自身免疫力下降,容易发生各种并发症,如呼吸道感染、泌尿系感染、褥疮、下肢深静脉血栓、跌倒骨折等。因此,家属应监测患者的身体状况,定期为患者测量血压和体温,及时发现异常数据,这是预防并发症的第一步。仔细观察患者身体有无水肿,询问并检查患者是否有疼痛或不适感,这些症状是潜在疾病的早期信号。注意观察患者的咳痰情况(有无咯血),尿液和粪便的颜色与性状。任何异常都可能提示患者存在内部感染。

家属应严格按照医生的处方给患者服药,既不随意增减剂量,也不擅自停药,以确保治疗效果。密切关注患者服药后的反应,一旦发现副作用或药物间可能的相互影响,应立即咨询医生。避免药物的不规范服用和误用。

帮助患者翻身可以预防褥疮,拍背可以促进痰液排出,从而预防肺部感染。适度的按摩和让患者做被动运动,可以增强患者肌肉力量,防止关节挛缩和肌肉萎缩。确保患者活动区域的安全,如加装扶手、放置防滑垫等,降低跌倒风险。外出时,为患者佩戴个人(家庭)信息标识(如手环、胸牌等),便于在紧急情况下寻找和联系患者。对于家属难以处理的医疗问题,应及时寻求医务人员的帮助。

3.3.5　关注心理健康

长时间的病痛和行动不便可能会使患者产生沮丧、焦虑和抑郁等负面情绪。因此,家属需要积极地与患者沟通,耐心倾听他的心声,给予充分的理解和支持。家属可以向患者讲述康复成功的案例,激发患者的康复信心,也可以邀请亲朋好友前来探望,让患者感受到家人的温暖和社会的关爱。时刻

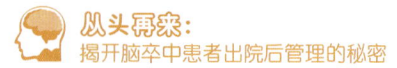

关注患者的情绪波动，警惕自残、自杀倾向，必要时进行 24 小时的陪护和监护。

建立信任与沟通：家属需要学会倾听患者的心声，尝试从患者的角度去理解他的想法和情绪。无论患者表达的是喜悦还是忧虑，都要给予充分的温暖和关怀，让患者感受到来自家庭的支持。尽可能创造一个安全、无评判的环境，鼓励患者自由表达自己的情感和需求，这将有助于患者释放内心的压力，增进患者和家属之间的信任。不要让患者感到孤独或被忽视，尊重患者的个性和喜好。不要对患者进行过度的控制或干涉，避免与患者发生冲突，也不要过度溺爱患者，尽可能地帮助患者承担力所能及的工作。

识别与应对：家属应密切观察患者的情绪变化，这包括情绪低落、兴趣减退、睡眠障碍等。必要时，家属应及时联系有资质的心理咨询师或精神科医生，为患者提供心理评估与治疗。在患者接受心理治疗或药物治疗期间，家属应积极配合，确保患者按时服药，参与治疗活动，并观察治疗效果。

提供情感支持：经常给予患者正面的鼓励和肯定，帮助他们树立战胜疾病的信心。避免使用贬低或指责的语言，以免增加患者的心理负担。在患者需要时，提供情感上的陪伴和支持。无论是陪伴聊天、回忆往事，还是一起进行简单的活动，都能让患者感受到被关爱和被重视。

3.3.6 家属也需要被关爱

作为家属，照顾患者并不意味着完全放弃自身的生活。家属不仅要面对患者生活作息的昼夜颠倒、性格改变、行为异常及情绪波动，还要承担家庭、工作、社会、经济等各方面的压力，这会给家属带来很大的心理负担，导致其出现抑郁、焦虑、疲乏、自责、暴躁、缺乏耐心等不良情绪，影响身心健康。因此，家属应注意自己的心理健康，

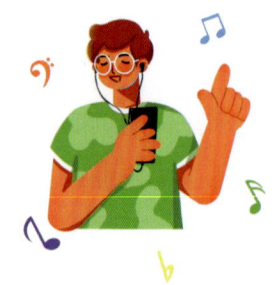

并用健康的情绪影响患者。

接纳与适应：家属要接受患者的改变，尽力适应患者的需要，用一颗平和的心去照护患者，鼓励患者增强战胜疾病的信心。

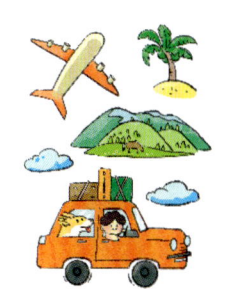

控制与调节情绪：任何情绪的产生都是正常现象。家属不要对自己发脾气，可以向亲密的朋友或其他照护者倾诉自己的心声，与他人共勉可减轻压力。

放松与休憩：适当地进行娱乐休闲活动，做到劳逸结合。不要把照护看成是束缚生活的枷锁，这会使家属陷入精力耗竭的恶性循环。散步、听轻音乐、读书、看电影都是非常不错的放松和转移注意力的方式。同时，关心周围所发生的事件和当地新闻来开阔视野。寻求其他家庭成员、朋友、医疗机构的帮助。这些都会成为家属能够持续照护患者的有力保障。

正视自身需求：患者家属不是坚不可摧的机器人。鼓励其关注自己的健康，包括合理饮食、适量运动和充足休息等，不要过于劳累。不建议家属放弃所有的兴趣爱好。

增强社会支持：在充分征求患者意愿和条件允许的情况下，家属可以动员其他家庭成员、朋友及社区资源，形成照护团队或雇用小时工以减轻照护负担。鼓励社区建立包含脑卒中患者及其家属在内的互助网络，举办健康讲座、康复活动，促进患者及其家属之间的交流与互助。

照护脑卒中患者是一项极其困难和需要耐心的工作，家属向患者提供安全、舒适、有爱的康复环境，让患者感到生命意义的同时，家属自身的需求也不能被忽视，要让家属也感到幸福和满足，只有先照顾好自己，才能照顾好患者。

PART 4 药不能停

脑卒中属于慢性病，很多患者带病生存；脑卒中也是容易复发的疾病，所以患者需要通过控制血压、血脂、血糖和采用抗栓药物（抗凝、抗血小板）治疗等方式来防止脑血管再次出现问题，从而达到维持身体健康的目的。脑血管如同城市中的交通要道，当血栓形成时，就仿佛道路突发严重拥堵——车辆进退维谷，路网濒临瘫痪。此时若无交警指挥疏导，交通秩序必将陷入混乱。同样，若缺少抗栓治疗，脑血管也将危机四伏。这种持续性的药物治疗犹如交警的常态化执勤，通过规范化的药物干预维持血管的畅通，为脑部供血构建起长效的安全保障机制。

一提到长期或终身服药，很多人会联想到药物成瘾。药物成瘾也称药物依赖，是指个体对某种药物产生强烈的心理和生理依赖，在没有药物的情况下出现不适或戒断症状，渴求继续用药以缓解心理上的焦虑或体验愉悦感。也就是说，药物成瘾是超出治疗用药范畴的一种不良依赖。

前文中我们提到了一些患者因为持有"药物成瘾"的偏见，自行减药、停药，耽误了治疗。当已经患病并且无法通过单纯改变生活方式来恢复健康时，遵医嘱用药就是一种高效、稳妥的治疗方式。降压药、降脂药和降糖药，都与"成瘾"二字毫不相关。如果通过药物治疗可以控制和降低相关指标，而且也没有引发不良反应，一般情况下医生会建议继续服药。

药物的半衰期决定了其在体内的代谢速率，随着时间推移，血药浓度逐渐趋于稳定。在达到稳态后，药物通常能维持恒定的疗效，此时相关生物标志物或临床监测指标一般不会出现显著波动，这会造成指标已经合格、身体"痊愈"的假象。如果此时盲目减药、停药，一旦半衰期过去，指标会再次出现波动，甚至比规律服药期间更难控制在正常水平。这就要求患者：

（1）严格遵医嘱用药。确保完全理解医生的用药指示，包括药物的名称、剂量、服用频率等。任何关于用药的疑虑都可以与医生进行沟通。

（2）仔细阅读药品说明书。只有正确使用药物才能充分发挥药效。这就意味着，既不要在感觉良好时随意停药，也不要在忘记服药后超量用药。此外，各药物的服药间隔可能各不相同，因此不可合并时间用药。

（3）及时反馈。如果服药期间出现任何身心上的不适，需要第一时间反馈给医生，有条件的患者做好用药记录，在下次就诊时带上药物和记录表。

（4）调整用药。因为疾病在不断发展和变化，所以治疗期间的药物调整是非常正常的，不用过于担心。

本章会介绍几类脑卒中患者的常见用药，力求向读者朋友简明扼要地解释药物的作用机制。**再次强调，任何药物请在专业医生指导下服用，切不可自行用药！本章内容并不作为治疗依据。**

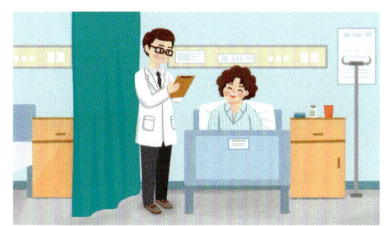

4.1 降压药

前文我们提到，高血压和脑卒中的关系十分密切，在脑卒中的众多危险因素里，如果只能选择一种危险因素进行治疗，毫无疑问是高血压。

脑血管病患者常用的是长效降压药，目的是长期且平稳地降低血压，进而降低脑卒中、冠心病等心脑血管事件发生的风险。

五类长效降压药：

（1）钙通道阻滞剂（CCB）

CCB 是目前应用最广泛的降压药，降压效果显著。

作用机制：CCB 通过阻断细胞膜上的钙通道，减少钙离子向细胞内的流动，从而抑制血管平滑肌细胞的收缩，达到扩张血管、降低血压的效果。

适用范围：较适合高血压伴脑动脉硬化的患者。

代表药物：硝苯地平缓释片或控释片、氨氯地平片、非洛地平缓释片等"地平"类药物。

建议频次：每日1次或2次。

药效和特殊情况：安全、持久，药效可持续一整天。无绝对禁忌证，适合长期服用。但偶尔可能发生面部潮红、脚踝水肿等不良反应。以氨氯地平片为例，它是第三代钙离子通道阻滞剂类降压药，通过松弛血管，降低血管阻力，起到降低血压的作用，具有降压、控压"双平稳"的特点。

（2）血管紧张素转换酶抑制剂（ACEI）

ACEI是一类常用的降压药物，降压作用明确、靶器官保护作用强、适用范围广泛。

作用机制：ACEI通过抑制血管紧张素转化酶，减少血管紧张素Ⅱ的生成，从而扩张血管、降低血压。

适用范围：较适合高血压伴有蛋白尿或者糖尿病的患者。

代表药物：依那普利、贝那普利等"普利"类药物。

建议频次：每日1次。

药效和特殊情况：降压效果明显，单独使用即可显著降低血压，且有助于改善心室重构。部分患者服用后会有干咳的不良反应。

（3）血管紧张素Ⅱ受体阻滞剂（ARB）

ARB能够有效扩张血管、降低血压，降压作用明确且持久，具有保护心脑血管的作用。

作用机制：ARB通过选择性地阻断血管紧张素Ⅱ与其受体1的结合，阻断血管紧张素Ⅱ对血管的收缩作用，达到扩张血管、降低血压的目的。ARB还能抑制醛固酮的释放，减少水钠潴留，进一步降低血压。

适用范围：较适合高血压伴有蛋白尿或者糖尿病的患者。

代表药物：氯沙坦、缬沙坦、厄贝沙坦、替米沙坦等"沙坦"类药物。

建议频次：每日1次。

药效和特殊情况：药效与"普利"类药物类似，但是干咳的不良反应较"普利"类药物少。此类药物能减少心脏负担，改善心脏功能，对心血管有保护作用，降低心脑血管疾病的发生风险。但需要注意的是，孕妇、哺乳期女性及对该类药物成分过敏的患者不宜使用。

（4）β受体阻滞剂

β受体阻滞剂是一类具有明确降压作用且适用广泛的药物。

作用机制：β受体阻滞剂主要通过阻断心脏$β_1$受体，使心肌收缩力减弱、心率减慢、心输出量减少，从而起到降压作用。

适用范围：心率快、容易紧张的高血压患者，以及高血压伴有心动过速、心绞痛、心肌缺血的患者。对舒张压增高的中青年患者和老年高血压患者在控制心率等方面也有着广泛应用。

代表药物：美托洛尔、阿替洛尔、阿罗洛尔等"洛尔"类药物。

建议频次：每日1次。

药效和特殊情况：β受体阻滞剂能显著降低血压，对高血压患者具有良好的治疗效果。除了降压作用外，β受体阻滞剂还能改善心肌重构、减轻心脏负担、提高心肌对缺氧的耐受力等，对心血管疾病患者具有综合治疗效果。由于此类药物会降低心率，所以需要做好心率监测，心跳过慢时应及时就医；同时，体位改变时患者容易出现体位性低血压，也要注意防范。

（5）利尿剂

利尿剂是一类常用于治疗高血压的药物。

作用机制：利尿剂能增加肾小管对钠和水的排出，减少血容量和细胞外液量，从而降低血压。由于细胞外液量的减少，血管平滑肌细胞内的钠离子浓度降低，减弱了血管平滑肌对去甲肾上腺素等血管收缩物质的反应性，引

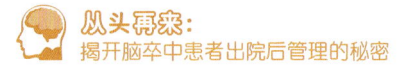

起血管扩张，外周血管阻力下降，达到降压目的。

适用范围：轻中度高血压患者、盐敏感性高血压患者、合并肥胖或糖尿病的高血压患者及老年高血压患者等。

代表药物：氢氯噻嗪、吲达帕胺等。

建议频次：每日1次。

药效和特殊情况：此类药物主要是通过减少血容量达到降压目的。适合与其他类型的降压药物联合应用，同时由于利尿剂会使血容量减少，应防范体位性低血压。

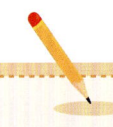

单片固定复方制剂

单片固定复方制剂是将不同作用机制的药物联合使用的药物，起到机制互补、协同增效的作用。简单来说，就是一颗药片中含有两种固定剂量药物的复合型降压药。与联合治疗相比，单片固定复方制剂使用方便，提高了患者的治疗依从性，有助于其长期服用。如奥美沙坦氨氯地平是ARB+CCB的复合型降压药，厄贝沙坦氢氯噻嗪是ARB+利尿剂的复合型降压药。

健康加油站

降压药知多少？

担心降压药会使血压降得越来越低？不会的。一般情况下，单一降压药使收缩压降低 10～20 mmHg，舒张压降低 5～10 mmHg。正确使用降压药通常不会出现过度降压的情况，因为医生会根据患者的具体情况调整药物剂量。此外，降压药与抗生素的作用机制不同，不存在耐药性问题。

如果血压控制良好且没有出现不良反应，长期应用某种降压药的患者是不需要换药的。

有些长期服药的患者可能会出现药效减弱的情况，导致血压再次升高。这可能与多种因素有关，包括患者年龄增长、动脉硬化进展、药物剂量不足、药物相互作用或未能坚持健康的生活方式等。当出现血压控制不良时，应及时就医，医生将根据患者目前的情况调整药物剂量、更换药物或添加其他降压药以更好地控制血压。

4.2 降脂药

降脂药的主要功效是降低血液中的 TC 和 TG 水平，尤其是 LDL-C 水平，因其是动脉粥样硬化的主要因素。多项研究表明，降脂药的使用能够显著降低脑卒中的发生风险，LDL-C 水平每降低 1.0 mmol/L，脑卒中的发生风险可降低 21.1%。

五种常用降脂药：

（1）他汀类药物

他汀类药物是目前在脑卒中患者中应用范围最广的调节血脂的药物，如阿托伐他汀、瑞舒伐他汀、普伐他汀、氟伐他汀、辛伐他汀等。**强效**他汀治疗可降低无冠心病患者的脑卒中复发风险。

作用机制：减少胆固醇的形成，防止斑块的生成或稳定斑块，以减少冠心病和脑卒中的发生风险。

适用范围：常用于冠心病、脑血管病和血脂高的患者。对有颈动脉狭窄（斑块）合并高胆固醇血症的患者，应及时给予他汀治疗。

建议频次：每日1次，而基于夜间胆固醇合成的生理节律性，他汀类药物建议在晚间服用以增强降脂疗效。

药效和特殊情况：他汀类药物的普遍耐受良好，不同他汀的降脂效果有差异，而强效他汀（高剂量阿托伐他汀和瑞舒伐他汀）更能通过稳定或逆转斑块降低心脑血管事件风险。服用他汀类药物需要定期复查血脂是否达标，未达标时应听从医生指导调整用药剂量。

（2）依折麦布和海博麦布

依折麦布和海博麦布通过降低胆固醇水平，减少心脑血管事件风险。对患有心脑血管疾病的患者，通过此类药物辅助治疗，可以更好地控制病情。此外，与他汀类药物联合使用，可进一步增强降脂效果。这种联合用药的方式，可以针对不同的降脂靶点，实现更为全面和有效的治疗，以减少单一用药时可能出现的副作用，如肌肉疼痛、肝功能异常等。

作用机制：二者属于胆固醇吸收抑制剂，通过抑制小肠对胆固醇的吸收，从源头上减少胆固醇进入血液，从而降低血液中的胆固醇水平。

适用范围：通过饮食调整、运动锻炼等生活方式干预，无法有效降低血脂的患者。

建议频次：每日1次。

药效和特殊情况：依折麦布可降低TC、LDL-C和载脂蛋白B（ApoB）水平。单独使用或与他汀类药物联合使用，可显著提高降脂效果，副作用较少，发生肌肉疼痛和肝功能异常的风险较低。海博麦布同样可以降低TC、LDL-C和ApoB水平，单独使用可使LDL-C水平降低18%～25%，而与他汀类药物联合使用时，可以进一步降低LDL-C水平，通常能达到30%～50%的降幅，但活动性肝病或不明原因肝酶持续升高的患者不可使用。

（3）PCSK9抑制剂

PCSK9抑制剂，是一类用于降低血液中LDL-C水平的药物。

作用机制：通过靶向PCSK9蛋白，抑制其与低密度脂蛋白受体（LDL-R）的结合，从而减少LDL-R的降解，显著提升肝脏对LDL-C的清除能力。

适用范围：使用他汀类药物疗效不佳或不耐受的患者、家族性高胆固醇血症患者及心血管疾病高风险人群。

代表药物：依洛尤单抗、阿利西尤单抗。

建议频次：以依洛尤单抗为例，已确定动脉粥样硬化性心血管疾病（ASCVD）的成年患者，推荐皮下注射每2周1次（每次140毫克）或每月1次（每次420毫克）。

药效和特殊情况：以依洛尤单抗为例，单药治疗可使LDL-C降低40%～60%，而与他汀类药物联合治疗可使LDL-C降低50%～75%。多项临床研究证实，PCSK9抑制剂具有良好的安全性和耐受性。使用PCSK9抑制剂前，患者需进行全面的身体检查和评估，包括血脂水平、肝肾功能、心脏状况等。虽然该类药物的安全性良好，但部分患者仍可能出现不良反应。因此，在用药过程中应注意观察，如有不适，应及时就医。

（4）直接抑制PCSK9蛋白合成的干扰小RNA药物

直接抑制PCSK9蛋白合成的干扰小RNA药物是一种新型的治疗药物。

作用机制：通过靶向作用肝脏中 PCSK9 的信使核糖核酸（mRNA）来阻断其蛋白合成，从而降低 LDL-C 水平。

适用范围：高胆固醇血症患者、他汀类药物不耐受或禁忌的患者等。

代表药物：英克司兰。

建议频次：以英克司兰为例，通过皮下注射将药物直接输送到靶器官，推荐每半年 1 次。

药效和特殊情况：降脂效果显著且持久。目前的研究显示该类药物整体安全性良好，不良反应较轻且多为一过性。

（5）普罗布考片

该类药物能够治疗高血脂，降低血液中胆固醇的浓度，减少胆固醇在血管壁的沉积，防止血管堵塞。

作用机制：普罗布考通过抑制胆固醇合成并促进其分解，可降低血液中胆固醇和 LDL-C 水平；同时，它的抗氧化特性，能降低脂质过氧化水平，从而减轻血管内皮氧化应激损伤；抑制巨噬细胞对氧化低密度脂蛋白（ox-LDL）的吞噬作用，减少泡沫细胞形成，进而延缓动脉粥样硬化斑块的进展并稳定斑块。

适用范围：合并颈动脉斑块或颅内外血管狭窄的患者。

建议频次：成人常用剂量为每次 0.5 克，每日 2 次，早、晚餐时服用。

药效和特殊情况：普罗布考能够降低 TC、LDL-C 和 ApoB 水平，同时升高 HDL-C 水平。其抗炎特性可通过抑制促炎因子表达，缓解血管壁慢性炎症反应。现有证据表明，普罗布考对已形成的动脉粥样硬化斑块尚无明确消融作用，但可通过降低斑块内脂质负荷和炎症活性改善预后。部分患者可能出现胃肠道不良反应（如恶心、呕吐、腹泻及腹痛），偶见肝功能异常，需定期监测。

健康加油站

长期服用他汀安全吗？

这是患者经常问的一个问题。实际上，他汀治疗很少出现副作用。对于脑卒中患者和脑卒中易感人群，他汀的获益远远大于其弊端。他汀常见的副作用有头痛、肌痛、胃肠道不耐受（消化不良、便秘、腹痛）、流感样症状。有 0.5%～2.5% 的患者会发生肝药酶升高，表现为剂量依赖性。若服用他汀后肝酶水平升高到 3 倍，应暂时停药，先将肝酶水平降至正常范围。仅有 0.2%～0.4% 的患者会出现肌肉疼痛，出于安全考虑，也应立即停药，先检查肌酶情况。极少数患者会出现横纹肌溶解或严重的肝脏异常。肾功能不全患者应尽量选用肝脏代谢途径的药物。

4.3 降糖药

降糖药通过多元化机制实现血糖控制，降低糖尿病患者的脑卒中风险。对于同时患有糖尿病和脑卒中的患者，降糖治疗可以在一定程度上防止血管病变，避免动脉粥样硬化，从而降低脑卒中的复发概率。有效的降糖治疗能够改善脑卒中患者的预后。通过控制血糖，减少高血糖对脑组织的损害，有助于促进患者的神经功能恢复，提高生活质量。

八类降糖药：

（1）二甲双胍类

二甲双胍类降糖药是治疗 2 型糖尿病重要的药物之一，具有显著的降糖效果。

作用机制：在肝脏中抑制糖异生，减少肝糖输出；作用于外周组织（肌肉、脂肪），提高胰岛素敏感性，增加对葡萄糖的摄取和利用，促进肌肉糖原合成，降低游离脂肪酸；作用于肠道，抑制肠壁细胞摄取葡萄糖，促进葡萄糖向肠道排泄，提高胰高血糖素样肽 −1（GLP-1）水平。用一句话概括就是既减少了血糖的来源，又增加了血糖的排出。

适用范围：2 型糖尿病患者。

代表药物：盐酸二甲双胍片、盐酸二甲双胍肠溶片。

建议频次：通常起始剂量为每日 2 次，每次 0.5 克；或每日 1 次，每次 0.85 克，最大剂量为每日 2.55 克，分 3 次服用，并根据血糖水平及耐受情况调整。

药效和特殊情况：二甲双胍类降糖药能够显著降低血糖水平，改善胰岛素抵抗，减轻体重，并对心血管具有一定的保护作用。有些患者可能会出现胃肠道反应（使用缓释剂型或肠溶剂型可减轻胃肠道反应）。体重下降和肾功能不全者需要在医生指导下使用。脑卒中患者需要做头颅的增强 CT 或 DSA 检查时，需按照医嘱停用二甲双胍，以防碘化造影剂加剧肾脏负担。

（2）磺脲类

磺脲类降糖药是一类口服降糖药。

作用机制：磺脲类药物通过刺激胰岛 β 细胞分泌胰岛素，降低血糖水平。它们与胰岛 β 细胞表面的受体结合，促进胰岛素的释放。

适用范围：主要适用于 2 型糖尿病的患者，特别是那些胰岛功能尚未完全丧失、血糖轻中度升高的患者。对于盐酸二甲双胍缓释片不耐受或者存在禁忌证的患者，也可以考虑将磺脲类药物作为临床一线用药。

代表药物：如格列齐特、格列吡嗪、格列喹酮和格列美脲等"格列"类药物。

建议频次：中长效制剂（如格列齐特），每日 1~2 次，一般早餐前整片吞服。短效制剂（如格列吡嗪普通剂型、格列喹酮等），需每日多次，通常餐前服用。

药效和特殊情况：磺脲类药物降糖疗效明确。但需防范低血糖及体重增加。

（3）格列奈类

格列奈类降糖药是一类口服降糖药，降糖效果与磺脲类药相近。

作用机制：格列奈类降糖药是一类非磺脲类胰岛素促泌剂，通过刺激胰岛素的早时相分泌（胰岛 β 细胞在受到刺激后的短时间内大量释放胰岛素的过程）而降低餐后血糖。

适用范围：饮食和运动控制不佳的 2 型糖尿病患者、餐后血糖明显升高的 2 型糖尿病患者、对磺脲类降糖药过敏或不耐受的患者等。

代表药物：瑞格列奈、那格列奈等。

建议频次：以瑞格列奈片为例，通常情况下每日 1~3 次，餐前 15 分钟内服用。

药效与特殊情况：格列奈类药物具有吸收快、起效快和作用时间短的特点。它们能够迅速降低餐后血糖水平。格列奈类药物的体重增加风险与磺脲类降糖药相似，但低血糖风险更低。

（4）α-糖苷酶抑制剂。

α-糖苷酶抑制剂通过延缓碳水化合物分解为葡萄糖，显著降低餐后血糖水平，对空腹血糖影响较小。

作用机制：α-糖苷酶抑制剂通过抑制小肠黏膜刷状缘的 α-葡萄糖苷酶活性，阻断糖类的分解，减少单糖的吸收。

适用范围：米面等高碳水化合物摄入量较多和餐后血糖升高的糖尿病患者。

代表药物：阿卡波糖。

建议频次：通常每日多次，随餐服用。

药效和特殊情况：单独使用时，低血糖风险较低。常见不良反应有腹胀、腹泻、排气增多等胃肠道反应。

（5）噻唑烷二酮类

噻唑烷二酮类降糖药是一类口服降糖药，主要通过调节机体对胰岛素的敏感性来降低血糖。

作用机制：通过增加骨骼肌、肝脏及脂肪组织对胰岛素的敏感性，起到降糖作用。

适用范围：2型糖尿病患者、血糖控制不佳者。

代表药物：罗格列酮、吡格列酮等"格列酮"类药物。

建议频次：每日1次或早晚各1次。

药效和特殊情况：通过增强胰岛素敏感性，显著降低空腹血糖和餐后血糖水平。长期使用可使 HbA1c 水平下降 1.0%～1.5%。该类药物可能增加患者出现体重增加、水肿、骨折的风险。有跌倒风险的脑卒中患者应谨慎使用。

（6）二肽基肽酶Ⅳ抑制剂（DPP-4抑制剂）

DPP-4抑制剂是一类口服降糖药。

作用机制：DPP-4抑制剂通过抑制 DPP-4 酶的活性，延长 GLP-1 和抑胃肽（GIP）在体内的半衰期，从而发挥降血糖作用。

适用范围：2型糖尿病患者、肥胖患者、合并心血管疾病的患者。

代表药物：西格列汀、沙格列汀、利格列汀、曲格列汀等"格列汀"类药物。

建议频次：每日1次。

药效和特殊情况：此类药物具有改善胰岛功能、减少尿蛋白、控制血压和体重等功效。单独应用时一般不会出现低血糖，且胃肠道反应少。

（7）钠-葡萄糖耦联转运体2抑制剂（SGLT-2抑制剂）

作用机制：通过抑制肾脏近端小管的SGLT-2，减少葡萄糖重吸收，增加尿糖排泄，起到降糖作用。

适用范围：2型糖尿病患者、饮食和运动控制不佳者、二甲双胍不耐受或控制不佳者、心血管高危风险的患者。

代表药物：达格列净、恩格列净等"格列净"类药物。

建议频次：每日1次。

药效和特殊情况：SGLT-2抑制剂能够显著降低血糖水平，包括空腹血糖和餐后血糖，同时具有显著的心血管和肾脏保护作用，能够降低心血管事件和终末期肾脏病的风险。其降糖机制并不依赖胰岛素，因此极少发生低血糖。此外，该类药物还具有减重的效果（特别是减少内脏脂肪）。用药时需监测血压，避免出现低血压。

（8）胰高血糖素样肽-1受体激动剂（GLP-1RA）

GLP-1RA是注射类的降糖药。

作用机制：通过激活GLP-1受体，模拟肠道分泌的天然GLP-1，达到促进胰岛素分泌、抑制胰高血糖素释放、延缓胃排空和降低食欲的功效，且仅在血糖升高时刺激胰岛素分泌，显著降低了低血糖风险。

适用范围：**2型糖尿病患者、肥胖患者、合并心血管疾病的患者**。

代表药物：艾塞那肽、利拉鲁肽、司美格鲁肽、度拉糖肽等。

建议频次：短效制剂（如艾塞那肽），每日注射多次。中效制剂（如利拉鲁肽等），每日注射1次。长效制剂（如司美格鲁肽、度拉糖肽等），每周注射1次。

药效和特殊情况：具有一定的抑制食欲的作用，在降低血糖的同时，还可以降低体重，此外具有明确的心血管保护证据。有的患者在服用初期会出现恶心、呕吐、胃肠不适等消化道症状，如果不是特别严重，可以继续使用，一般情况下该症状会逐渐地缓解。

所有降糖药在使用期间都需要注意调控饮食，避免高糖、高脂肪的食物，同时增加膳食纤维的摄入量。降糖药需要严格遵医嘱使用，不要自行调整剂量或停用。出现低血糖、消化不良等不良反应需及时就医。定期监测空腹血糖、餐后血糖、HbA1c 及肝肾功能，确保药物的安全使用。

健康加油站

不同剂型口服药的服用方法

常见口服药根据不同剂型有片剂（口服普通片、缓释片、肠溶片、控释片等）、胶囊剂（缓释胶囊、肠溶胶囊、控释胶囊等）、颗粒剂、丸剂、散剂等。药品名中含有"肠溶""缓释/控释"或药品说明书中注明"请勿掰开""应整粒/片吞服"等字样时，一般不得掰开服用。但有的缓释片中间有刻痕，这意味着可以掰开服用（如吲哚布芬片）。若仍有疑问，请务必及时咨询医生。

剂型与服用方式	肠溶	缓释	控释
	整粒/片吞服，一般不得掰开服用		
剂型特性	保护药品不被胃部酸性环境或酶破坏，防止对胃部造成刺激	需要缓慢、平稳、逐渐释放药效的药品，掰开服用会导致药物浓度突然释放，引发不良反应	
代表药物	阿司匹林肠溶片、奥美拉唑肠溶胶囊	硝苯地平片。掰开服用可能造成低血压或血压波动。如感到吞咽困难，请先咨询医生，保证用药安全	

4.4 抗凝药

抗凝治疗和抗血小板治疗都属于抗栓治疗。抗凝治疗是通过抑制凝血过程，防止血栓的进一步形成和扩大。而抗血小板治疗是通过抑制血小板聚集，减少血栓形成。

血栓主要分为两种：动脉血栓和静脉血栓。动脉血栓的形成主要是血小板聚集所形成的血栓块堵塞了动脉血管，一般采用以阿司匹林为代表的抗血小板药物治疗。静脉血栓形成的位置主要在静脉系统，以纤维蛋白为主要成分包裹的血小板通过人体的血液循环到达脑血管及肺血管后引起栓塞事件，通常采用华法林或利伐沙班治疗。治疗动脉血栓和静脉血栓的药物不能互相替代，虽然治疗的目的都是抗血栓，但作用机制完全不同。很多患者认为，静脉血栓和动脉血栓都是血栓，仅靠服用阿司匹林就有效，但其实这是非常大的误区。

因房颤引发的脑卒中及脑静脉窦血栓和下肢深静脉血栓，抗凝治疗是基石，不可轻易停药。众多研究结果表明，房颤患者接受抗凝治疗能够显著降低脑卒中新发和复发的概率。国内外众多指南一致推荐**"房颤患者应采取抗凝治疗"**。

需要注意的是，房颤患者需要长期抗凝。这是为什么呢？——房颤时，心房无法有效收缩，导致血液滞留，这种情况极易在心房内形成血栓，而血栓脱落后随人体血液循环进入脑部时易引发脑卒中。这种不确定的风险因房颤而长期存在，所以，房颤患者需要接受长期的抗凝治疗。有少部分房颤患者经过心脏电复律治疗后转为窦性心律，这时可以根据医生的个体化建议，停止抗凝治疗。

长时间的久坐或久站，使身体进入高凝状态，容易引发静脉血栓，尤其是下肢深静脉血栓。患者通常没有明显症状,然而一旦下肢深静脉血栓脱落并随血液进入肺部,就可能引发致命的肺栓塞,其死亡率高达80%。所以,静脉血栓也被称为"沉默的杀手"。因此,对高危人群采取抗凝治疗至关重要,既能治疗已形成的血栓,也能有效预防血栓的进一步发展。

抗凝是一把"双刃剑",过度抗凝会引发出血。老年患者,肾功能、肝功能异常患者或近期接受过开刀手术的患者需要谨慎使用抗凝药,遵医嘱合理用药,切不可随意用药、停药。临床上常用的2类抗凝药是以华法林为代表的维生素K拮抗剂和新型口服抗凝药(如利伐沙班、艾多沙班等)。

(1)华法林

华法林的主要作用是抑制维生素K依赖的凝血因子合成,降低血液凝固的能力,预防和治疗血栓栓塞性疾病(深静脉血栓、肺栓塞),降低心脏瓣膜置换术后患者发生血栓的风险。但华法林的治疗时间窗较窄,大剂量用药可能引发出血,而小剂量用药则无效。此外,华法林与很多食物、药物相互作用,需要在医生的指导下使用,并定期监测凝血功能(国际化标准比值和凝血酶原时间),及时调整药物剂量,以保障抗凝治疗的安全性和有效性(图4-4-1)。

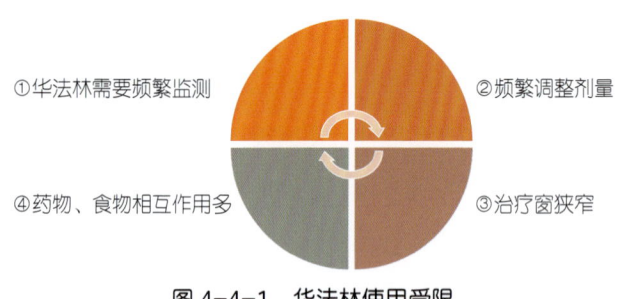

图4-4-1 华法林使用受限

药物特点:华法林需要连续服用数周或数月才能达到稳定的抗凝效果,这是因为它在体内的代谢和排泄相对较慢,导致其作用时间长。

INR 和 PT

国际标准化比值（INR），是评估凝血功能的一项重要指标。它是通过患者的凝血酶原时间与正常对照的凝血酶原时间的比值，再经过国际敏感度指数（ISI）校正后得到的数值。INR 的正常参考值通常为 0.8～1.5。

凝血酶原时间（PT），用于评估个体的凝血功能是否正常。PT 的正常值一般为 11～13 秒，超过 3 秒有临床意义。PT 值超过 16 秒或小于 11 秒，提示异常。

检验报告单

姓名：	性别：	年龄：
科室：	样本号：	门诊号：
检验时间：	检验项目：	

分析项目		检测结果	标志	单位	参考范围
PT（time）	凝血酶原时间	34.80	↑	sec	9.40～12.50
PT（INR）	国际标准化比值	3.13	↑		0.80～1.15
PT（%）	凝血酶原活动度	23.00	↓	%	80.00～120.00

样本采集时间：	样本收到时间：	样本报告时间：
检验医生：	审核医生：	

time——时间；sec——秒。

某医院凝血象化验单示例图

适用范围：预防和治疗血栓性疾病、手术或创伤后引发静脉血栓及曾有血栓栓塞病史的患者等。

建议频次：每日 1 次（最好在每日的同一时间服用）。

药物监测：口服华法林期间需密切监测并记录 INR。通常在服药前监测，监测周期和频率为出院后的第 1 周隔日监测，直到 INR 连续 2 次达标；此后，调整为每周 2 次，若 INR 稳定且连续 2 次达标，则可调整为每周 1 次；之后，若 INR 连续 2 周达标，可以调整为每 2 周 1 次，最长可 3 个月监测 1 次 INR。医生将根据监测结果调整华法林用药剂量（图 4-2-2）。需要注意的是，INR 应稳定在 2.0～3.0，控制不佳将严重危害健康（图 4-4-3）。

服用华法林最长可以 3 个月监测 1 次 INR

想要华法林达标不容易！

INR	每周调整剂量
≤ 1.5	每周升高 15%
1.6～1.9	每周升高 10%
2～2.9	不变
3～3.9	每周降低 10%
4～4.9	停服 1 次，重启抗凝后每周降低 10%
≥ 5	停止抗凝，直到 INR 稳定在 2.0～3.0，重启抗凝后每周降低 15%

图 4-4-2　根据华法林监测结果调整剂量

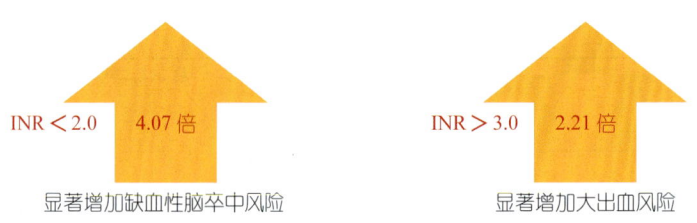

INR ＜ 2.0　4.07 倍
显著增加缺血性脑卒中风险

INR ＞ 3.0　2.21 倍
显著增加大出血风险

图 4-4-3　INR 控制不佳的严重后果

①饮食禁忌

食材的数量和品种需相对稳定。与华法林相互作用的食材如图4-4-4所示。苋菜、青豆角、豆苗、枸杞、韭菜、绿茶、红莓酱、木瓜、白果、木耳、动物肝脏等富含维生素K的食物也不可与华法林同时使用。而可能增强华法林抗凝作用的食物有大蒜、生姜、番木瓜、葡萄柚汁、芒果等。此外，应避免酒精、高脂肪和高盐饮食。

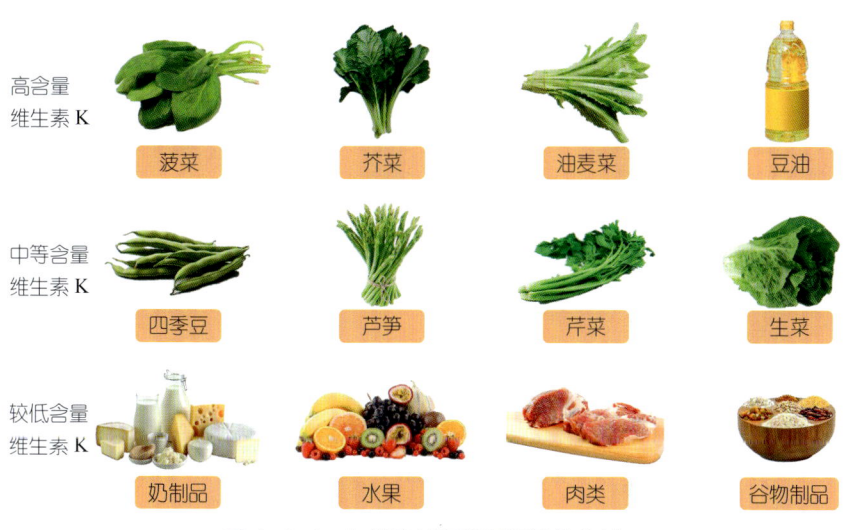

图4-4-4 与华法林有相互作用的食材

②药物禁忌

没有向医生咨询前，请不要自行服用影响华法林抗凝作用的药物（特别是阿司匹林类药物）。喹诺酮、丙磺舒、氯霉素、苯妥英钠、氯丙嗪、苯海拉明等药物会增强华法林的抗凝作用，而催眠药（如苯巴比妥等）将降低华法林的抗凝作用。除此之外，图4-4-5展示了与华法林相互作用的其他药物，也应予以重视。

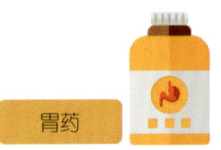
胃药
西咪替丁、奥美拉唑等

解热镇痛药
阿司匹林、对乙酰氨基酚、保泰松等

口服降糖药
甲苯磺丁脲等

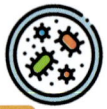
广谱抗菌药
头孢菌素、磺胺类、甲硝唑、阿奇霉素、克拉霉素、环丙沙星、诺氟沙星、氧氟沙星、氟康唑、伊曲康唑等

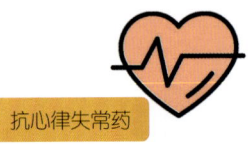
抗心律失常药
胺碘酮、普罗帕酮、普萘洛尔、奎尼丁等

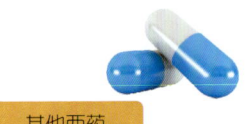
其他西药
维生素K、口服避孕药、雌激素、卡马西平、利福平、灰黄霉素等

图 4-4-5　与华法林有相互作用的药物

③疾病影响

疾病和某些身体不适也会影响华法林的吸收与疗效（图 4-4-6），在接受手术（如拔牙）或其他治疗前，务必告知医生正在服用华法林。

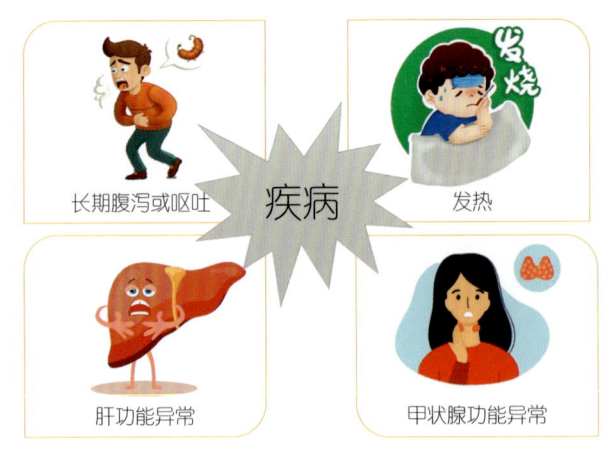

图 4-4-6　疾病对华法林有影响

④老年人服用华法林时应**特别注意**

※ 肝功能异常、慢性肾功能不全时，华法林的需求剂量也会降低。受老年人肝肾功能减退影响，老年房颤患者服用华法林应定期监测肝肾功能。

※ 警惕骨质疏松。华法林在体内与维生素 K 相互作用，使骨钙素的羧化受到抑制，减少骨钙沉积，抑制骨矿化，从而干扰骨代谢，容易导致骨质疏松症或骨折。

※ 老年房颤患者在抗凝治疗期间应避免剧烈运动，防止碰撞、摔倒、出血。

⑤其他

任何年龄段的患者在服用华法林期间都需要避免划伤、擦伤和碰撞。推荐使用软毛牙刷刷牙，避免牙龈出血。

由于华法林的使用受到诸多限制，所以近些年来，越来越多的医生倾向于使用新型口服抗凝药，如利伐沙班片、艾多沙班片等。

（2）新型口服抗凝药（NOACs）

新型口服抗凝药具有良好的疗效和安全性、可降低颅内出血风险、与药物和食物相互作用少、使用方便、无须监测 INR 和可固定剂量给药等优点。口服后，血药浓度能较快达到峰值，而停药后抗凝作用也较快消失。无特殊情况不必调整剂量，因此患者的服药依从性好。患者在家即可自行服用，无须到医院接受注射或静脉滴注。以利伐沙班为例，该药的主要适应证为非瓣膜性房颤患者脑梗死的预防和静脉血栓栓塞症患者的抗栓治疗。此外，阿哌沙班和艾多沙班也是新型口服抗凝药，它们与利伐沙班的适应证类似。

作用机制：利伐沙班通过直接抑制凝血因子 Xa 的活性，干扰血液凝固过程中的关键步骤，减少凝血酶的生成，从而发挥抗凝作用。这一机制能够有效地阻止血液过度凝固，减少血栓形成的风险。同时，利伐沙班还能抑制血小板的活化和聚集，防止血小板之间的黏附和释放促凝物质，达到抗血小板的目的。

适用范围：用于具有一种或多种危险因素（如充血性心力衰竭、高血压、年龄≥75岁、糖尿病、曾有脑梗死或TIA病史）的非瓣膜性房颤成年患者。

建议频次：通常前3周每日2次，建议早晚随餐服用。3周后改为每日1次，建议随早餐服用。

2023年发布的《心房颤动诊断和治疗中国指南》推荐"在采取口服抗凝药治疗的房颤患者中，优先选择新型口服抗凝药，但合并机械瓣膜置换术或中、重度二尖瓣狭窄的患者除外（I类推荐，A级证据）"。

（3）服用抗凝药的2个重要注意事项

①服用口服抗凝药时，医生会要求定期复诊以监测肾功能。监测的频率取决于患者的基础肾功能水平和健康状况。

②若患者合并有其他疾病（如冠心病、消化道疾病等），需联合其他药物治疗时，应及时与医生沟通，以便制订最佳的治疗方案。

（4）关于抗凝期间出血的4个真相

①出血是抗凝药物最常见的不良反应，所有抗凝药物都可能引发出血。

②一般情况下出血是轻微出血，不用过于担心（图4-4-7）。

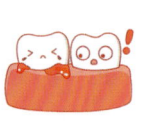 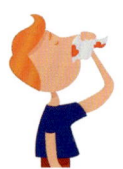 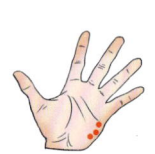 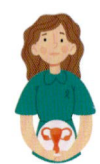

牙龈出血　　　　鼻出血　　　　皮肤少量出血点　　　月经时间轻微延长

图4-4-7　出血但不需要停药的情况

③规范服药、谨遵医嘱是减少出血事件的重要措施。

④如有出血加重的趋势或出现图 4-4-8 的情况时,需及时就医。

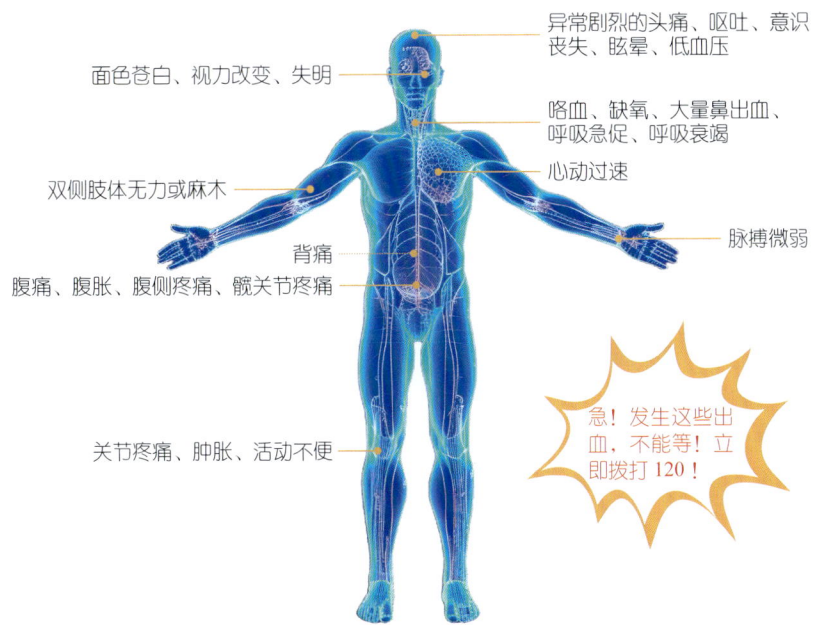

图 4-4-8　出血但需要立即就医的情况

(5)服用抗凝药期间,房颤患者需要接受有创手术怎么办?

服用抗凝药的房颤患者在接受有创手术(包括拔牙)时,需综合评估患者的出血风险和血栓栓塞风险,制订适宜的抗凝策略,并在术后密切观察患者的病情变化,及时调整治疗方案。

①出血风险分类(表 4-4-1)。

表 4-4-1　房颤患者接受侵入性操作或外科手术出血风险分类

轻微出血风险手术（出血发生率低且临床影响小）
拔牙（1~3颗牙齿）、牙周手术、种植定位、龈下刮除（清洁）
青光眼或白内障手术
非活检或切除的内窥镜检查
浅表手术（如脓肿切开引流、小的皮肤科切除术、皮肤活检等）
起搏器或置入型心律转复除颤器置入术（复杂操作除外）
电生理检查或导管消融（复杂操作除外）
常规择期冠状动脉或外周动脉介入（复杂操作除外）
肌肉注射（如疫苗接种）
低出血风险手术（出血不常见或无严重临床影响）
复杂牙科操作
内镜活检
骨科小手术（足、手、关节镜等）
高出血风险手术（出血常见或临床影响大）
心脏外科手术
外周动脉外科血运重建
复杂侵入性心脏介入治疗，包括导线拔除、心外膜室速消融、慢性完全闭塞病变PCI等
神经外科手术
腰椎或硬膜外麻醉、诊断性腰椎穿刺
复杂内镜操作（如多处或大息肉切除术、内窥镜逆行胰胆管造影术+括约肌切开术等）
腹部手术（包括肝脏活检）
胸部手术
大型泌尿外科手术或活检（包括肾）
体外冲击波碎石术
大型骨科手术

注：PCI——经皮冠状动脉介入治疗。

②抗凝方案（表 4-4-2）。

表 4-4-2　房颤患者接受侵入性操作或外科手术围手术期抗凝方案

项目	达比加群 低出血风险①	达比加群 高出血风险	利伐沙班、艾多沙班或阿哌沙班 低出血风险	利伐沙班、艾多沙班或阿哌沙班 高出血风险	华法林③ 低出血风险	华法林③ 中低出血风险合并中低血栓风险	华法林③ 高出血风险合并高血栓栓塞风险④
根据肾功能情况确定术前停用抗凝治疗的时间 CrCl ≥ 80 mL/min	≥ 24 小时	≥ 48 小时	≥ 24 小时①	≥ 48 小时	无须中断	术前 3~5 天停用	术前 5 天停用
CrCl 50~79 mL/min	≥ 36 小时	≥ 72 小时	≥ 24 小时	≥ 48 小时			
CrCl 30~49 mL/min	≥ 48 小时	≥ 96 小时	≥ 24 小时	≥ 48 小时			
CrCl 15~29 mL/min	无适应证	无适应证	≥ 36 小时	≥ 48 小时			
桥接抗凝方案	无须				无须		术前 72 小时使用低分子肝素或肝素过渡，术前 12 小时停用
术后重启抗凝治疗	12~24 小时②	48~72 小时②	12~24 小时②	48~72 小时②		48~72 小时	术后 12~24 小时重启华法林，24~72 小时内联合应用低分子肝素或肝素直至 INR 达标

注：①低出血风险可不间断抗凝或停用 1 次；②低出血风险术后 ≥ 6 小时，重启抗凝治疗，CHA_2DS_2-VASc-60 评分 ≥ 6 分以及 3 个月内发生过脑梗死或短暂性脑缺血发作；③术前 24 小时需测定 INR；④高栓塞风险包括机械瓣膜置换术后，CHA_2DS_2-VASc-60 评分 ≥ 6 分以及 3 个月内发生过脑梗死或短暂性脑缺血发作。

《心房颤动诊断和治疗中国指南》旨在推动房颤管理的规范化,并将新技术和新理念及时、充分地应用于临床实践。以下是该指南中关于脑卒中风险、出血风险和房颤患者抗凝治疗的重点内容,可为临床治疗提供参考。

※ 卒中风险评分细则

CHA₂DS₂-VASc 评分表(表 4-4-3)是用于评估非瓣膜性房颤患者脑卒中风险的重要工具,指导医生制订个体化的抗凝治疗策略。CHA₂DS₂-VASc 分值与血栓栓塞的发生率呈正相关,即评分越高,血栓栓塞风险越高,且高龄、脑卒中是核心危险因素(图 4-4-9)。

表 4-4-3 CHA₂DS₂-VASc 评分表

危险因素	分值 / 分
充血性心力衰竭(临床诊断心力衰竭、有左心室功能中度到重度下降的客观证据,或肥厚型心肌病)	1
高血压和(或)接受降压治疗	1
年龄 ≥ 75 岁	2
糖尿病,包括使用口服降糖药物和(或)胰岛素治疗,或空腹血糖 > 7.0 mmol/L(125 mg/dL)	1
脑卒中(包括既往有脑卒中、短暂性脑缺血发作或血栓栓塞病史)	2
血管疾病(心血管造影有明确的冠状动脉性心脏病、既往心肌梗死、外周动脉疾病或主动脉斑块)	1
年龄:65 ~ 74 岁	1
女性	1
总分值	10

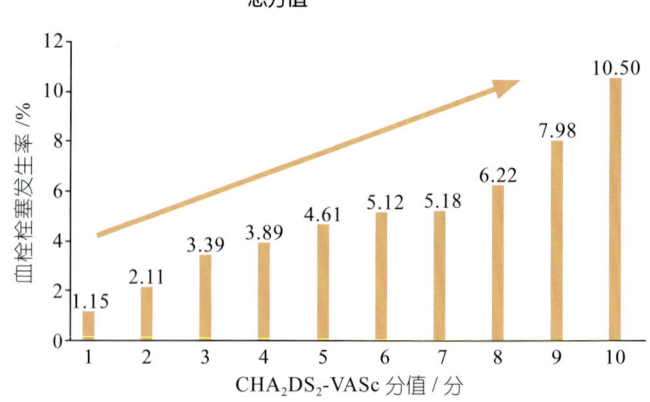

图 4-4-9 房颤患者的 CHA₂DS₂-VASc 分值与血栓栓塞发生率

※ 卒中风险评估工具

鉴于亚洲房颤患者脑卒中风险增加的"年龄"阈值更低等特点,《心房颤动诊断和治疗中国指南》对其中的脑卒中风险评估工具 CHA_2DS_2-VASc 评分表进行了更新,推出了 CHA_2DS_2-VASc-60 评分表,在评分标准中针对年龄因素做出了相应调整(表 4-4-4)。

表 4-4-4 CHA_2DS_2-VASc-60 评分表

2020 年欧洲心脏病学会房颤诊疗指南中的 CHA_2DS_2-VASc 评分表		《心房颤动诊断和治疗中国指南》中的 CHA_2DS_2-VASc-60 评分表	
危险因素	分值 / 分	危险因素	分值 / 分
充血性心衰	1	充血性心衰	1
高血压	1	高血压	1
年龄 ≥ 75 岁	2	年龄 ≥ 65 岁	2
糖尿病	1	糖尿病	1
脑卒中	2	脑卒中	2
血管疾病	1	血管疾病	1
年龄 65 ~ 74 岁	1	年龄 60 ~ 64 岁	1
女性	1	女性	1
总分值	10	总分值	10

注:红字为内容对比。

※ **治疗建议**（表 4-4-5）。

表 4-4-5 房颤患者脑卒中风险评估及抗凝治疗建议

建议	推荐等级	证据级别
CHA_2DS_2-VASc-60 评分为 0～1 分的男性或 0～2 分的女性房颤患者，应至少每年评估 1 次血栓栓塞风险	I	C
建议使用 CHA_2DS_2-VASc-60 评分表评估患者的血栓栓塞风险	I	B
CHA_2DS_2-VASC-60 评分≥ 2 分的男性或≥ 3 分的女性患者，应使用口服抗凝药	I	B
CHA_2DS_2-VASC-60 评分为 1 分的男性或 2 分的女性患者，在结合临床净获益和患者意愿后，应考虑使用口服抗凝药	IIa	B
CHA_2DS_2-VASC-60 评分为 0 分的男性或 1 分的女性患者，不应以预防脑卒中为目的使用口服抗凝药	III	C
口服抗凝药治疗首选非维生素 K 拮抗类药物	I	A
使用华法林后需每日监测 1 次 INR，INR 稳定后应至少每月监测 1 次 INR，保持 INR 稳定在 2.0～3.0（治疗窗内时间＞ 70%）	I	B
不应单独使用抗血小板药物预防或治疗房颤相关脑卒中	III	A
房颤合并机械瓣膜置换术或中、重度二尖瓣狭窄患者的脑卒中发生风险高，因此无须考虑 CHA_2DS_2-VASC-60 评分，均应使用华法林抗凝	I	B

※ **出血风险评分**

HAS-BLED 评分表（表 4-4-6）是用于评估房颤患者抗凝治疗时出血风险的重要工具，可帮助医生识别可纠正的出血风险因素，从而优化抗凝治疗策略。

表 4-4-6　HAS-BLED 评分表

危险因素及定义	分值 / 分
高血压（收缩压 >160 mmHg）	1
肝、肾功能异常（肝功能异常定义为肝硬化或胆红素 >2 倍正常上限，谷草转氨酶、丙氨酸氨基转移酶、碱性磷酸 >3 倍正常上限；肾功能异常定义为透析、肾移植或血清肌酐 >200 μmol/L）	1 或 2
脑卒中（既往有缺血性或出血性脑卒中病史）	1
出血史或出血倾向（既往严重出血、贫血或严重血小板减少症）	1
INR 不稳定（使用华法林抗凝时治疗窗内时间 < 60%）	1
年龄 >65 岁（或身体极度衰弱）	1
药物或过量饮酒（同时使用抗血小板药物或非甾体类抗炎药；过量饮酒是指乙醇摄入量 >112 克 / 周）	1 或 2
最高分值	9

Kaplan-Meier 曲线是生存分析中常用的统计工具，主要用于估计个体在特定时间点上的生存概率，广泛应用于医学研究中。HAS-BLED 评分结合 Kaplan-Meier 曲线可以直观地呈现房颤患者出血风险随时间的动态变化（图 4-4-10）。

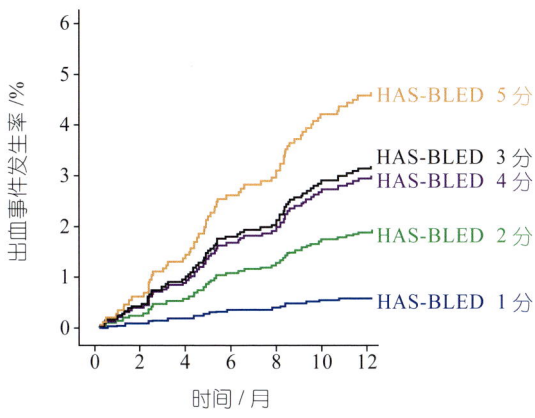

图 4-4-10　房颤患者的 HAS-BLED 分值与 Kaplan-Meier 曲线

※ 细化出血风险评分

《心房颤动诊断和治疗中国指南》对 HAS-BLED 评分表的实操细节给出了更具体的建议（表 4-4-7）。

表 4-4-7　细化后的 HAS-BLED 评分表

危险因素及定义	分值／分	细化内容
高血压（收缩压 >160 mmHg）	1	
肝、肾功能异常（肝功能异常定义为肝硬化或胆红素 >2 倍正常上限，谷草转氨酶、丙氨酸氨基转移酶、碱性磷酸 >3 倍正常上限；肾功能异常定义为透析、肾移植或血清肌酐 >200 μmol/L）	1 或 2	
既往有脑卒中病史	1	
出血或出血倾向	1	①既往有大出血。大出血为需要住院治疗和（或）导致血红蛋白水平降低 >20 g/L 和（或）需要输血的出血（出血性脑卒中除外）。②贫血。贫血的诊断标准未 HAS-BLED 评分原始研究中提及。细化后，贫血的判定标准为男性血红蛋白 <130 g/L，女性血红蛋白 <120 g/L。③严重血小板减少。严重血小板减少未在 HAS-BLED 评分原始研究中提及。细化后，血小板计数 $<50 \times 10^9$/L 是抗凝禁忌；血小板计数 $<100 \times 10^9$/L 需要多学科评估
INR 不稳定	1	
年龄 >65 岁	1	
药物或过量饮酒	1 或 2	
最高分值	9	

※ 抗凝治疗时的出血危险因素分类与举例（表 4-4-8）。

表 4-4-8　抗凝治疗时出血危险因素

危险因素分类	举例
不可纠正危险因素	年龄＞65 岁 既往有出血史 严重肾功能不全（透析或肾移植） 严重肝功能不全（肝硬化） 恶性肿瘤 遗传因素（如 $CYP2C9$ 基因多态性） 既往有脑卒中、脑小血管病等病史
部分可纠正危险因素	糖尿病 认知障碍、痴呆 身体极度衰弱伴或有跌倒风险 贫血 血小板计数减低、功能不良 肾功能损害（肌酐清除率＜60 mL/min） 肝功能损害① 使用抗凝药治疗时的效果欠佳
可纠正危险因素	高血压 联合使用抗血小板药物或非甾体抗炎药 过量饮酒 口服抗凝药依从性差 肝素桥接治疗 INR 在目标值 2.0～3.0 的治疗窗内时间 ≤ 70% 口服抗凝药种类和剂量选用不合理
生物标志物	生长分化因子 -15 升高 胱抑素 C/CKD-EPI 比值升高 高敏肌钙蛋白升高 血管性血友病因子（及其他凝血因子）水平低

注：①《心房颤动诊断和治疗中国指南》中新增因素。CKD-EPI——慢性肾脏疾病流行病学协作组。

※ 房颤患者抗凝过程中不同程度出血的处理

- 出血定义

轻度出血：未达到中度或重度标准的出血，如肢体瘀青、痔出血、结膜下出血、自限性鼻衄等。

中度出血：无血流动力学障碍但需要输血治疗或进行医疗干预的出血。

重度或致命性出血：影响血流动力学稳定的出血，或发生在重要部位的出血，如颅内、椎管内、心包、腹膜后、关节腔内出血或骨筋膜室综合征等。

- 出血处理建议（图4-4-11）。

建议	推荐等级	证据级别
出现严重出血的患者，应**立即停用口服抗凝药**，给予对症支持治疗，查明出血原因后，采取针对性治疗	I	C
使用非维生素K拮抗剂口服抗凝药的患者在出现无法控制、危及生命的出血事件或计划接受急诊外科手术时应使用相应的**特异性拮抗剂**	I	B
使用华法林的患者在出现无法控制、危及生命的出血事件或计划接受急诊外科手术时应考虑使用**凝血酶原复合物（含凝血因子Ⅱ、Ⅶ、Ⅸ、Ⅹ）**	IIa	C
对于脑卒中高风险的患者，在出血纠正并祛除病因后，应考虑**尽早重启抗凝治疗**	IIa	C

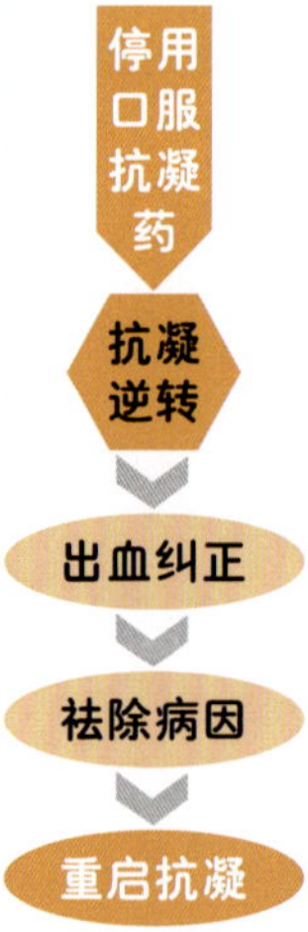

流程：停用口服抗凝药 → 抗凝逆转 → 出血纠正 → 祛除病因 → 重启抗凝

- **轻度出血**可停药观察，因非维生素K拮抗剂口服抗凝药半衰期短，停药12~24小时后抗凝作用即显著减弱
- **中重度出血**可予输血或补液治疗，最后一次服用非维生素K拮抗剂口服抗凝药在2~4小时内的患者，可服用活性炭或洗胃以减少药物暴露
- **上消化道出血**可通过内镜检查并采用相应的内镜下止血措施。严重或致命性出血需立即逆转口服抗凝药的抗凝作用，依达赛珠单抗和Andexanet alfa可分别用于逆转达比加群和Xa因子抑制剂的抗凝活性
- **不能及时获得非维生素K拮抗剂口服抗凝药**或应用华法林的患者，应立即给予含凝血因子Ⅱ、Ⅶ、Ⅸ、Ⅹ的凝血酶原复合物（无凝血酶原复合物时可用新鲜冰冻血浆）

Andexanet alfa——凝血因子Xa直接抑制剂的特异性逆转剂。

图4-4-11 房颤患者抗凝过程中不同程度出血的处理

4.5 抗血小板药

抗血小板药物在缺血性心脑血管疾病的预防和治疗中发挥着重要作用。血小板在血管内过度聚集形成血栓是缺血性脑卒中的重要原因，因此，抗血小板药物是预防缺血性脑卒中的基本药物。抗血小板的药物有很多种，代表药物有阿司匹林、氯吡格雷、西洛他唑、吲哚布芬等。

（1）阿司匹林

阿司匹林是一种经典的常用抗血小板药，广泛应用于心脑血管疾病的预防和治疗中，也是各国指南推荐的预防脑卒中的最佳药物。

作用机制：阿司匹林能够抑制血小板的环氧合酶（COX）活性，减少血栓素 A_2（TXA_2）的合成。TXA_2 诱导血小板聚集和血管收缩，抑制血小板聚集，使血液不容易形成血栓，进而降低脑梗死发生的风险。

适用范围：心脑血管疾病患者、高风险人群。

建议频次：普通片剂通常每日 1 次。

药效和特殊情况：阿司匹林通过抑制血小板聚集，显著降低心脑血管疾病的风险。阿司匹林还可以有效缓解发热、疼痛及炎症症状。需要注意的是，因为阿司匹林具有"双刃剑"效应，所以需在医生的指导下使用。在老年人群中可能会引发出血及胃肠道损伤。

有很多患者担心长期服用阿司匹林会出现不良反应。如何解决这一困扰呢？首先，小剂量用药。50～150 毫克是公认的、安全有效的脑卒中二级预防剂量，在遵医嘱的前提下，可视具体的年龄、性别、体重等个体化因素灵活调整剂量和剂型。其次，应注意阿司匹林的片剂规格，即每片药片中阿司匹林的含量。最后，注意药物剂型。单纯肠溶剂型药物最好餐前空腹服用，而肠溶缓释剂型药物则不受饮食影响。

老年人长期服用阿司匹林应小心药物对胃肠的刺激，可考虑服用阿司匹林肠溶缓释片、铝镁匹林片、吲哚布芬等药效相同但刺激性小的药物。

（2）氯吡格雷

作用机制：氯吡格雷选择性地抑制腺苷二磷酸（ADP）与血小板受体的结合，从而抑制血小板的聚集。当血管内皮受损时，血小板会被激活并聚集，形成血栓，进而可能导致脑梗死，氯吡格雷通过阻止血小板之间的聚集，使得血栓难以形成，以此来达到预防脑梗死的目的。

适用范围：对于那些不能耐受阿司匹林或者对阿司匹林抵抗的患者，氯吡格雷是一种很好的替代药物，可以有效降低患者发生脑梗死的风险。但近期有活动性出血（如消化道溃疡出血）的患者应禁用，严重肝脏损害患者慎用。

建议频次：每日1次。

药效和特殊情况：氯吡格雷最主要的风险是增加出血概率，如鼻出血、牙龈出血、皮肤瘀斑等轻微出血情况，也可能引起胃肠道出血、颅内出血等严重出血事件。如果出现这些不良反应，应及时告知医生。有出血性疾病，如血友病、血小板减少症的患者应谨慎使用。与其他抗血小板药（如阿司匹林）或抗凝药物（如华法林）合用时，会显著增加出血风险。如需要联合用药，必须在医生的严格监督下进行，并根据具体情况调整剂量。与一些可诱导CYP2C19酶（人体重要的药物代谢酶）的药物合用时，会降低氯吡格雷的疗效，因为这些药物会加快氯吡格雷的代谢。如奥美拉唑会降低氯吡格雷的抗血小板作用，尽量避免合用。

（3）西洛他唑

西洛他唑是一种具有双重作用（抗血小板聚集和扩张血管）的新型抗血小板药，用于治疗由血管狭窄或闭塞引起的多种缺血性疾病。

作用机制：西洛他唑主要是通过抑制血小板及血管平滑肌内磷酸二酯酶活性，发挥抗血小板聚集和血管扩张的作用。一方面，该药物可减少血小板的聚集，降低在脑部血管中形成血栓的风险，这与阿司匹林、氯吡格雷等抗血小板药预防脑梗死的基本原理相似，即阻止血小板聚集形成血栓堵塞脑血管。另一方面，西洛他唑可以扩张血管，尤其是脑部的小血管，改善脑部血液循环，使血液能够更顺畅地在血管中流动，减少因局部脑缺血而引发的脑梗死。

适用范围：慢性动脉闭塞症患者、脑梗死患者等。但有出血性疾病或有出血倾向的患者要慎用，因为它是抗血小板药物，可能增加出血风险。如既往有消化道溃疡出血病史的患者，使用后可能导致再次出血。严重肝、肾功能不全患者一般不建议使用。

建议频次：每日2次。

药效和特殊情况：西洛他唑通过抑制血小板聚集，有效预防血栓形成，降低心脑血管疾病的发生风险。西洛他唑与抗凝血药（如华法林）或其他抗血小板药物（如阿司匹林、氯吡格雷）合用时，会增加出血的风险。所以如需联合使用，必须在医生的严格指导下调整剂量。与某些降压药合用时，可能会增强降压药的作用，导致血压过低。常见的不良反应有头痛、头晕，这主要是药物扩张血管导致的。还可能出现心悸、恶心、呕吐、腹泻等情况。如果这些不良反应严重影响生活质量，要及时告知医生。

（4）吲哚布芬

吲哚布芬是一种新型的血小板聚集抑制药。

药物特点：吲哚布芬是一种非甾体类抗血小板药物，具有抗炎、抗血栓、退热和缓解类风湿关节炎症状等多种功效。吲哚布芬对凝血的各种参数无明显影响，但会在一定程度上延长出血时间，停药后即可使血小板功能恢复正常，整体出血风险相对较低。

适用范围：缺血性脑血管病、静脉血栓患者，以及接受血液透析治疗，但需要防治血栓形成的患者等。

建议频次：每日 2 次，随餐或餐后立即服用。

药效和特殊情况：吲哚布芬对胃肠道黏膜损害小，降低了消化道出血的可能性，提高了患者用药依从性。吲哚布芬应避免与其他抗凝血药或阿司匹林一起服用，以防止药物相互作用影响药效或增加副作用。

（5）阿司匹林+氯吡格雷

双重抗血小板治疗，即阿司匹林与氯吡格雷的联合使用，是一种在心脑血管疾病治疗中常用的策略。阿司匹林抑制 TXA_2 的合成，氯吡格雷则阻断 ADP 介导的血小板激活，二者联合使用产生协同作用，可以更有效地抑制血小板的聚集，预防血栓形成。通常情况下，缺血性脑血管病患者的长期治疗选择单抗治疗，即使用阿司匹林或氯吡格雷进行药物治疗，但少数患者在出院后需要采取短期的双重抗血小板治疗。

特殊情况：由于阿司匹林和氯吡格雷都具有抑制血小板聚集的作用，联合使用会增加出血风险（特别是消化道出血、脑出血）。因此，在使用过程中需要密切监测患者的出血征象（皮肤黏膜瘀斑、鼻出血、牙龈出血、黑便等）。长期采用双重抗血小板治疗可能对肝、肾功能造成一定影响，因此应定期监测肝、肾功能指标，同时，避免与其他药物共同使用而影响药效或增加不良反应。因此，应提前告知医生正在服用的其他药物。

4.6 抗抑郁药

适合治疗脑卒中后抑郁的 5- 羟色胺选择性再摄取抑制剂（SSRI 类抗抑郁药物）有 5 种，也称"五朵金花"，分别是舍曲林、西酞普兰、氟西汀、帕罗西汀和氟伏沙明。它们通过抑制脑内 5- 羟色胺的再摄取，增加突触间隙内 5- 羟色胺的浓度，从而发挥抗抑郁的作用。这些药物对抑郁症常见的易疲劳、精力差、注意力缺陷等症状具有显著改善作用，还可用于治疗伴焦虑或躁狂症状的双相情感障碍等难治性抑郁症和强迫症。

简单来说，这类药物就像是拨开脑海中阴霾的一缕阳光，通过调节脑内5-羟色胺的水平，为患者的情绪带来温暖和光明，让他们的精神世界重新焕发光彩。它们也像是心灵的清洁剂，扫除那些让人沮丧、焦虑的负面情绪，让患者的思维变得更加清晰，心情变得更加愉悦。

在医生指导下，用药7～14天就可以看到疗效。患者感到睡眠质量明显提升；低沉紧张的情绪状态得到缓解，感到开心；精神不再疲惫，有一定的精力去处理事情；其他躯体不适症状得到缓解或者自行消失。这类药物被各国指南推荐的原因是它们的副作用相对较小，一般是一过性的，不会因此被迫停药。常见不良反应有恶心、呕吐、便秘等，不过一般症状比较轻，坚持服药一段时间后不良反应会逐渐消失。此外，这类药物不会形成依赖。随着神经网络的重塑，很多患者可以逐渐减少药量，甚至停药。因此，患者应正确识别抑郁状态、及时就医、遵照医嘱接受正规的治疗，切忌擅自减药、换药、停药。

（1）舍曲林

舍曲林（盐酸舍曲林片），是一种被广泛使用的抗抑郁药物，疗效显著、安全性好、耐受性强。

作用机制：舍曲林的作用机制主要是通过抑制神经元对5-羟色胺的再摄取增加神经递质在突触间隙的浓度，有助于改善抑郁症状，包括情绪低落、兴趣丧失、活力下降等。

适用范围：抑郁症患者。

建议频次：每日1次，早晚均可，因人而异。有的患者早晨服用后出现困倦，此时可以改为晚上服用；有的患者晚上服用后睡眠不佳，则可调整为早晨服用。

药效和特殊情况：舍曲林的药效通常在连续服用2～4周后显现。达到治疗效果后继续服用可以帮助防止抑郁症的复发。肝功能不全患者、躁狂和癫痫活跃期患者慎用。

（2）西酞普兰

西酞普兰是目前常用的抗抑郁药，其总体疗效与其他抗抑郁药相当，且安全性较好。

作用机制：西酞普兰通过选择性地抑制5-羟色胺转运体，减少5-羟色胺的再摄取，增加5-羟色胺在突触间隙的浓度，延长作用时间，改善神经传递功能，起到抗抑郁的作用。

适用范围：主要适用于中度至重度抑郁症患者，以及伴有焦虑症状的抑郁症患者等。

建议频次：每日1次。

药效和特殊情况：西酞普兰的药效通常在服药后2～4周开始显现，并需要持续用药，防止复发。有严重过敏史、癫痫病史、躁狂病史、心血管疾病、肝功能不全、严重肾功能不全及有自杀倾向的患者慎用。

（3）氟西汀

氟西汀是一种经典的选择性5-羟色胺再摄取抑制剂类抗抑郁药，疗效显著、安全性好、患者耐受性高。氟西汀不仅可用于抗抑郁治疗，还可用于治疗强迫症、神经性贪食症等多种精神障碍性疾病。

作用机制：该药物主要通过选择性地抑制5-羟色胺转运体，阻断突触前膜对5-羟色胺的再摄取，增加5-羟色胺在突触间隙的浓度，延长作用时间，进而增强中枢5-羟色胺能神经功能，发挥抗抑郁作用。

适用范围：中重度抑郁症患者等。

建议频次：通常情况下，成人抑郁症患者的推荐剂量为每日20毫克，治疗剂量因人而异。氟西汀应维持治疗至少6个月，以确保症状的消失。

药效和特殊情况：氟西汀的药效通常在用药后 1 周左右开始显现，且作用持久，有利于长期治疗。有癫痫病史、双相情感障碍病史、急性心脏病、出血倾向或肝肾功能损害的患者慎用。

（4）帕罗西汀

该药物可用于治疗多种神经精神疾病，包括抑郁症、强迫症、惊恐障碍和社交恐怖症等。

作用机制：通过选择性地抑制 5- 羟色胺转运体，阻断突触前膜对 5- 羟色胺的再摄取，增加突触间隙中 5- 羟色胺的浓度，起到抗抑郁作用。但帕罗西汀对去甲肾上腺素和多巴胺的再摄取抑制作用较弱。

适用范围：抑郁症患者等。

建议频次：通常情况下，成人抑郁症患者的推荐剂量为每日 20 毫克，服用 2~3 周后可根据患者的身体反应调整剂量。

药效和特殊情况：帕罗西汀的药效通常在用药后的几周内开始显现，并随着用药时间的延长而逐渐增强。它能够显著改善患者的抑郁症状、焦虑症状、强迫症状及惊恐发作时的症状，有助于患者恢复正常的社交和生活功能。有闭角型青光眼、癫痫、出血倾向、自杀倾向或既往有严重抑郁症病史者慎用。

（5）氟伏沙明

氟伏沙明在临床上被广泛应用于抑郁症及相关症状、强迫症的治疗。

作用机制：通过抑制脑神经细胞对 5- 羟色胺的再摄取，增加突触间隙中 5- 羟色胺的浓度，达到抗抑郁和抗焦虑的效果。同时，氟伏沙明还能增强 5- 羟色胺神经递质的传递，长期使用可以促使海马神经元的修复和再生。

适用范围：抑郁症、强迫症及焦虑症患者等。

建议频次：起始剂量通常为每日 50 毫克，睡前服用。

药效和特殊情况：氟伏沙明的药效通常在用药后的 2~3 周内开始显现，对于抑郁症患者而言，需要持续治疗才能达到最佳疗效。该药物不仅具有抗抑郁和抗焦虑作用，还具有镇静、止吐和增强记忆力等功效。癫痫患者、有自杀倾向的抑郁症患者、躁狂症或处于轻度躁狂状态的患者、肝或肾功能不良者等慎用。

4.7 用药记录表和智能药盒

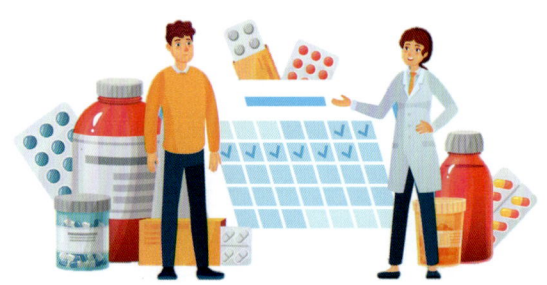

现在，我们已经很清楚了，重要的药物不能停！因此，对于需长期服药的患者，用药记录表与智能药盒便成为提升其用药依从性的有效工具。

（1）用药记录表

无论是用药记录表还是出院带药记录表（表 4-7-1），都可以起到用药管理的作用，因此，不必纠结表单名称或格式细节。表 4-7-1 提供了一个参考，可根据用药情况、医嘱和个人习惯进行修订。患者或家属也可以请医生和护士帮助填写相关信息。可以将表 4-7-1 直接复印、使用。

表 4-7-1　出院带药记录表

药物	剂量

（2）智能药盒

首都医科大学附属北京天坛医院牵头，联合智能医工企业，依托"十四五"国家重点研发计划，开发了一款针对脑血管病二级预防的智慧管理系统——智慧卒中二级预防管理系统，其中就包含了智能药盒。智能药盒可以实现监控患者的服药时间与次数，记录用药数据，调控用药时间与频率，自动生成服药健康管理档案。具有智能、简易、实用的特点，能够有效地帮助中老年患者养成良好的服药习惯。智能药盒中的无线传输功能还可以同步患者用药数据，协助医生远程管理并提醒患者科学服药。

①使用流程

扫描图书卡中的二维码或打开微信搜索"智慧卒中二级预防管理系统"，进入智慧卒中二级预防管理系统的微信小程序，注册完成后绑定智慧药盒（图4-7-1）。在药品分配页面把药品名称输入到药盒格中并成功保存，即可提醒服药。服药时间一到，药盒就会发出语音和震动提醒。打开对应的药盒盖（视为服药成功），药盒会自动上传一条服药记录，该记录可在小程序的"用药管理"模块中查看。

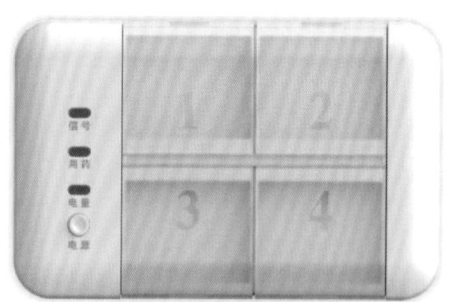

图4-7-1 智能药盒

②具体操作步骤

第一步：绑定药盒。登录微信小程序，进入首页，点击"用药管理"（图4-7-2）。

在用药管理页面可以看到"我的药盒""我的添加""用药记录"三个模块的内容（图4-7-3）。"我的药盒"中的药品信息是由患者的主管医生添加的；"我的添加"中的药品信息可由患者自行录入；"用药记录"中可查看既往服药记录和手动上传的服药记录。

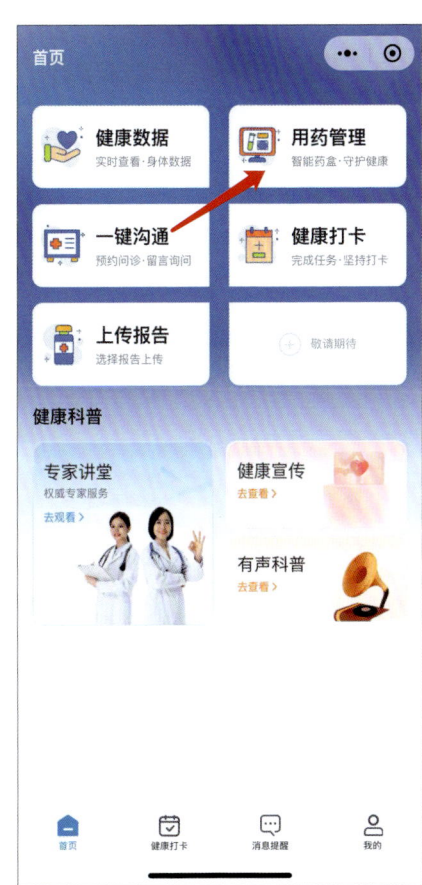

图4-7-2 用药管理

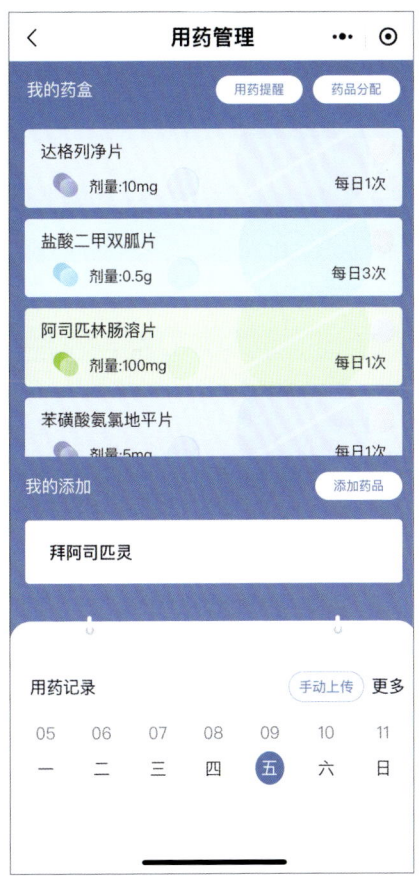

图4-7-3 用药管理界面

绑定药盒时,点击"药品分配",弹出绑定提示,点击"去绑定"(图4-7-4、图4-7-5)。

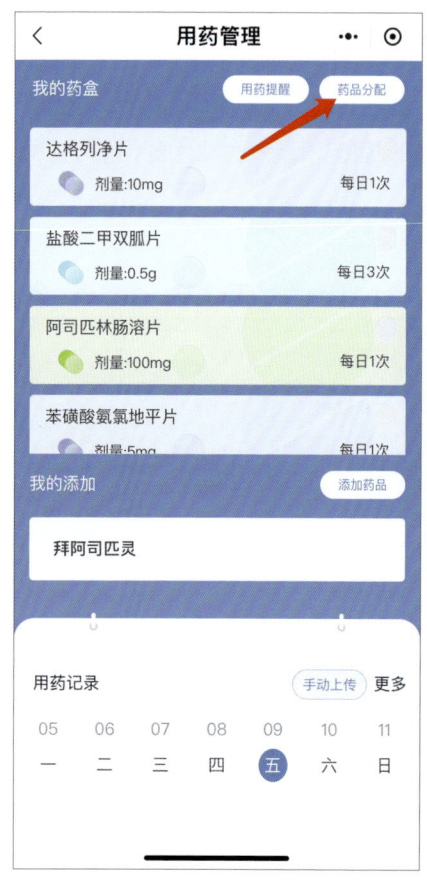

图4-7-4 药品分配

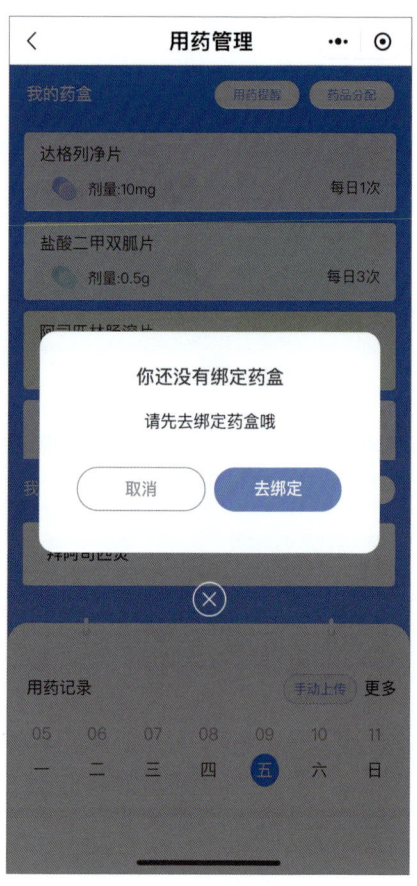

图4-7-5 绑定药盒

第二步：进入设备列表界面，点击"绑定新设备"（图4-7-6）。

第三步：选择智能药盒，点击"去绑定"（图4-7-7）。

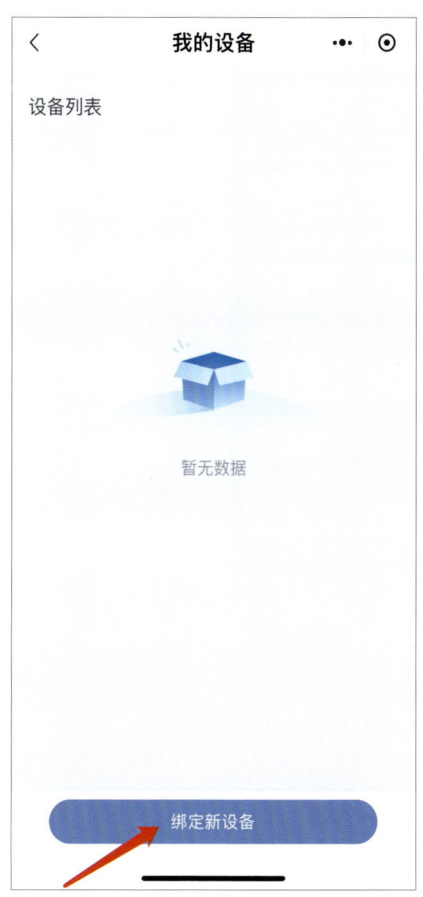

图4-7-6　绑定新设备

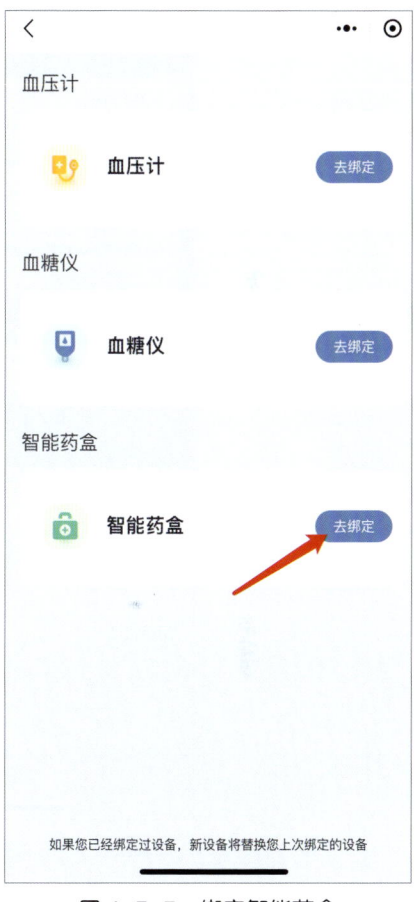

图4-7-7　绑定智能药盒

第四步：按照页面提示绑定药盒并点击"药品分配"（图 4-7-8）。

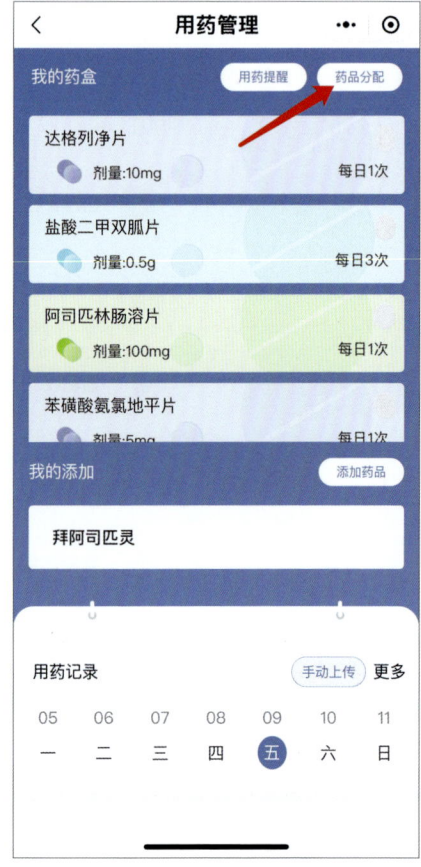

图 4-7-8　点击"药品分配"

第五步：绑定成功后，进行药品分配，即将药品分配到对应的药盒格子中（图 4-7-9）。通过右侧"下拉选择药盒格"将药品分别分配到药盒格子中（图 4-7-10），如替格瑞洛片分配到的是格子 2。所有药品分配成功后，点击"药品管理"（图 4-7-11），返回用药管理界面后，在药品右侧即可看到分配情况，如替格瑞洛片分配到的是格子 1；达比加群酯胶囊分配到的是格子 3；加格列奈胶囊分配到的是格子 4（图 4-7-12）。

服药时间一到，药盒会发出语音和震动的用药提醒（图 4-7-13）。

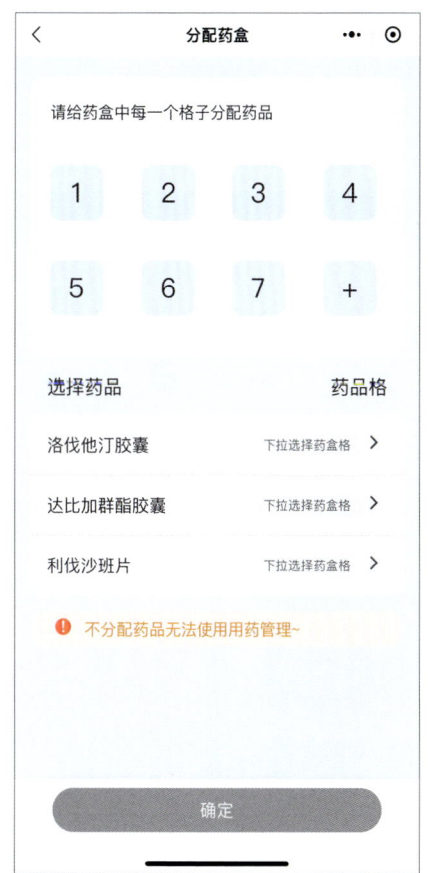

图 4-7-9　分配药品

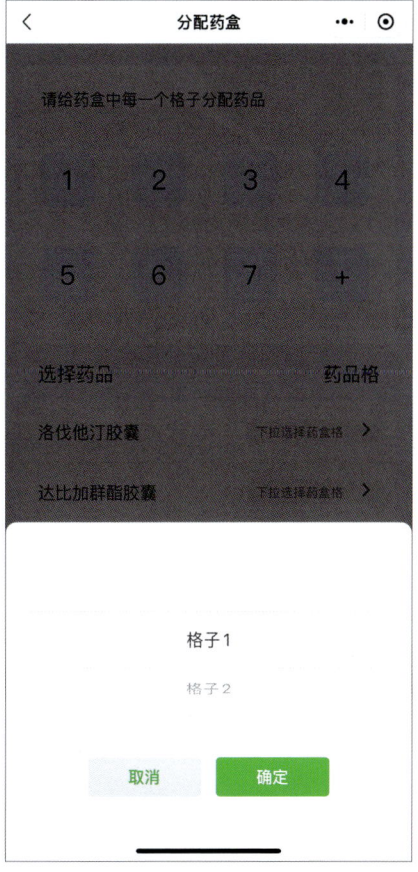

图 4-7-10　将药品分配到格子

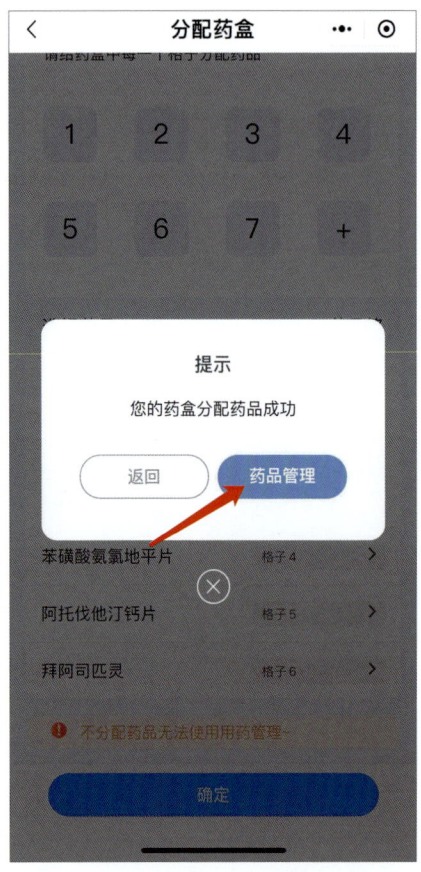

图 4-7-11 药品管理

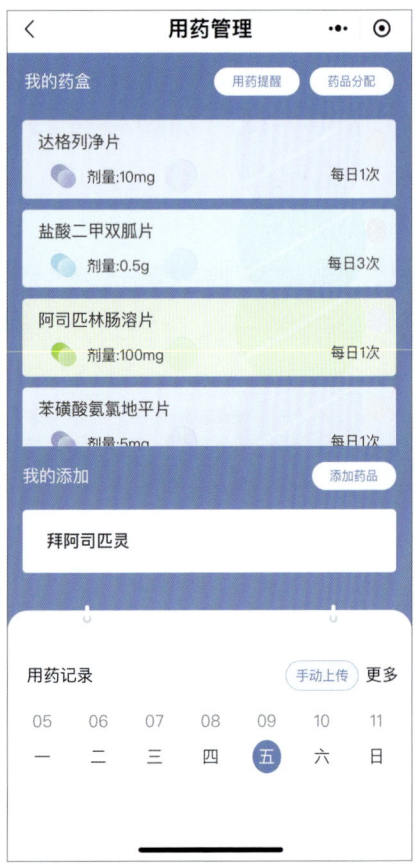

图 4-7-12 用药管理界面

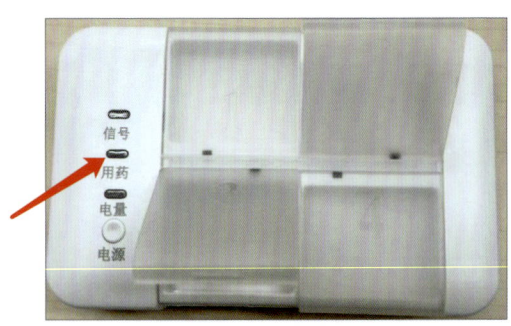

图 4-7-13 用药提醒

第六步：打开并关闭一次药盒格的盖子，即视为一次服药完成。用药记录将自动上传到"用药记录"模块中（图 4-7-14），也可点击"更多"，查看用药历史数据（图 4-7-15）。

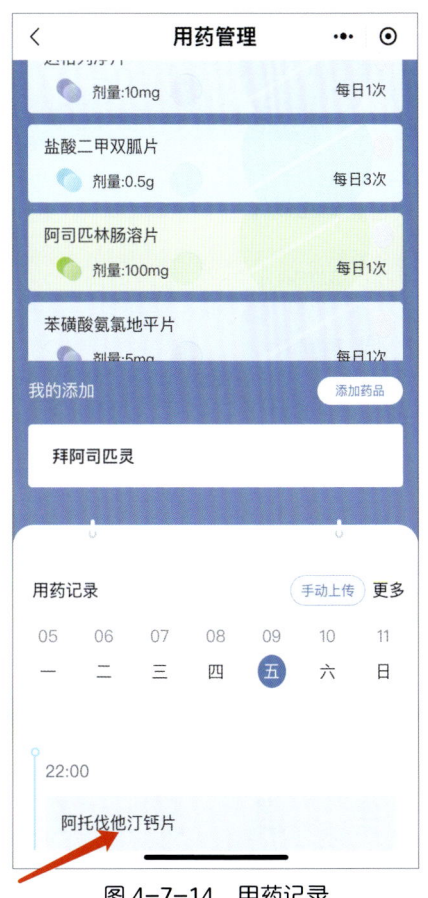

图 4-7-14　用药记录

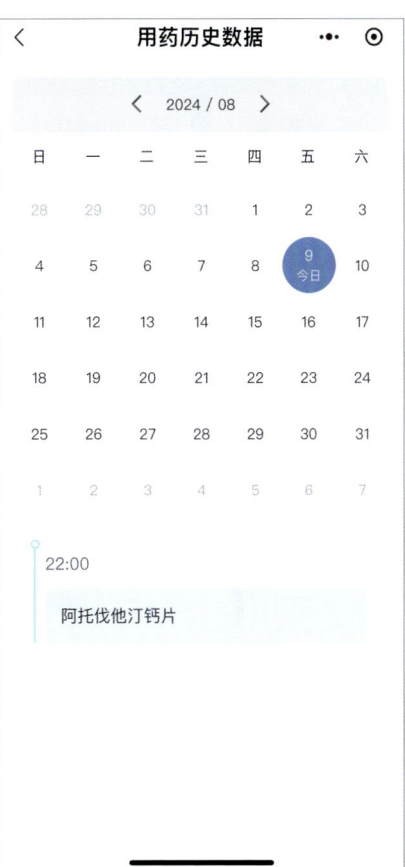

图 4-7-15　用药历史数据

第七步：解除或分配药盒。返回首页，点击"我的"（图4-7-16），选择"我的设备"（图4-7-17），进入到设备列表，可在此页面中对药盒进行解绑或分配药盒（图4-7-18）。

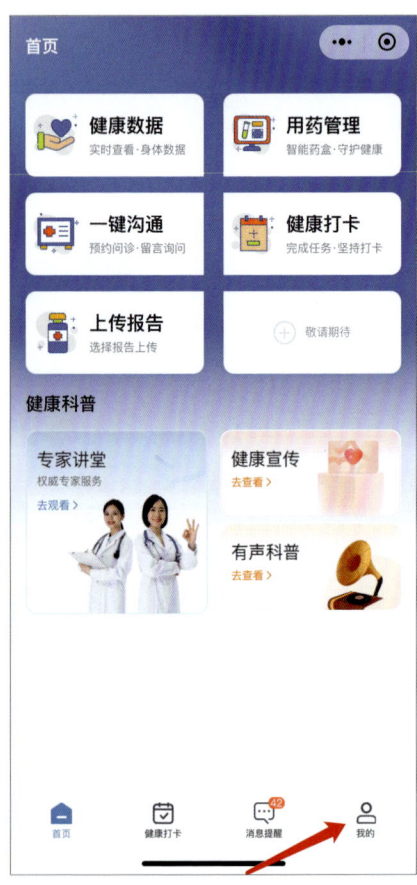

图4-7-16 首页界面

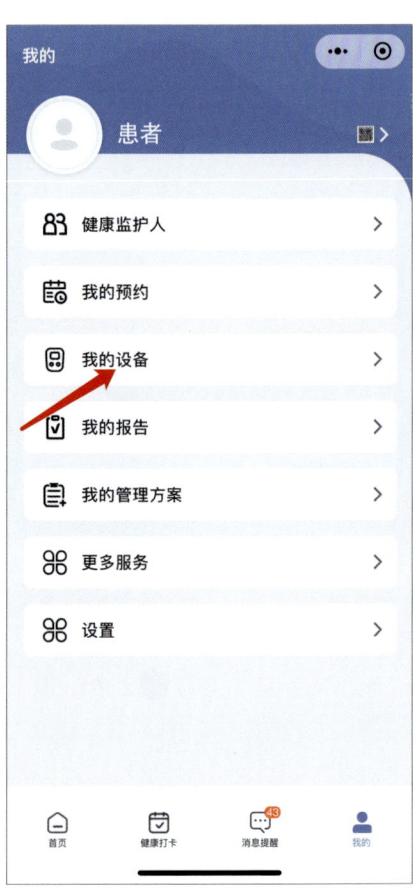

图4-7-17 我的设备

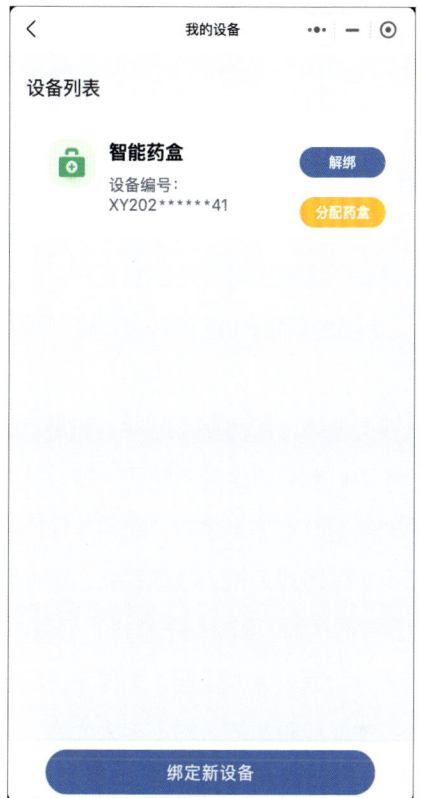

图 4-7-18　解绑或分配药盒

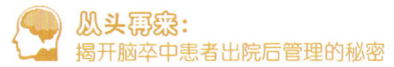

4.8 定期输液能预防脑血管病吗？

输液是一种常见的疾病治疗手段，在某些情况下是必要的，但其存在一定的风险和副作用。因此，将定期输液视为一种预防脑血管病的方法，还需谨慎对待。患者提出这样的需求很可能是受到某些广告宣传的影响，但这种方法缺乏科学依据，且目前没有研究证明其有效性。因此，并不推荐采用这种方法预防脑血管病。

定期输液的药物种类繁多，包括复方丹参、蛇毒、低分子右旋糖酐和川芎嗪等，这些药物的作用机制和效果各不相同，难以认定其具有统一的预防效果。此外，所有药物都有一定的半衰期，其有效作用时间是有限的，期望通过半年1次或1年1次的输液来预防脑血管病，这种做法无疑自欺欺人。如果患者因此而忽视了其他危险因素或预防措施，很可能得不偿失。

脑血管病的预防是一个综合性的过程，关键在于识别和消除各种危险因素，这种干预应是持续的而非短暂的。对于个人而言，存在一个或多个危险因素并不意味着一定会发生脑血管病；同样，即使没有已知的危险因素，也不能保证脑血管病不会发生，但是，有确凿的证据表明，控制危险因素可以降低整个人群的脑血管病发生率。

PART 5
回家后,真正的考验开始了

有些脑卒中患者在出院后仍然面临着肢体无力、行动能力严重受限的困扰，此时，轮椅就成了帮助患者进行日常活动的重要辅助工具。此外，严重的心肺疾病，如慢性阻塞性肺疾病、严重冠心病等会导致患者更易疲劳、呼吸困难，即便是行走一小段距离也会感到非常吃力。对于这些患者而言，轮椅可以作为一种省力的出行工具，大大减少体力消耗。而老年患者因身体机能衰退、肌肉力量减弱、平衡能力差等原因，难以长时间行走，使用轮椅则能够保障他们安全地外出、活动。

在经过一段时间的治疗和康复训练后，若患者的肢体控制能力、平衡能力和肌肉力量得到显著改善，能够独立完成站立、行走动作时，便可以考虑脱离轮椅。当然，在做出这一决定之前，应先咨询医生，进行全面的身体评估，确保安全、稳妥地撤掉轮椅。

轮椅常识知多少

（1）使用轮椅的目的：①辅助不能行走但能坐起的患者进行检查、治疗或室外活动；②帮助患者下床活动，促进血液循环和体力恢复。

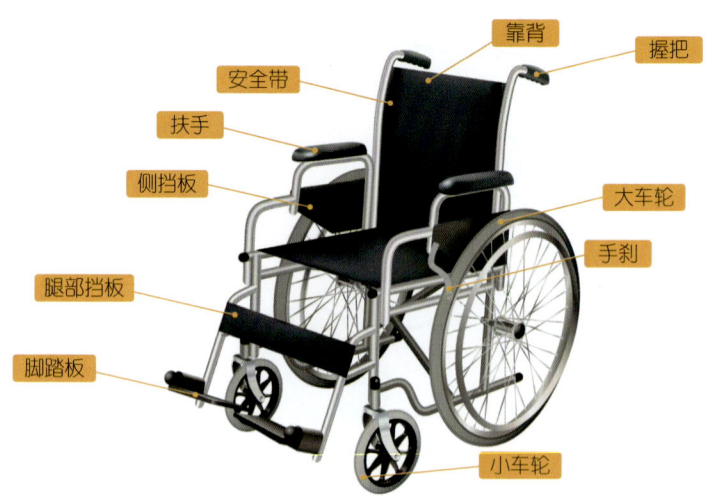

轮椅的构造

(2)使用轮椅前应做到：①检查轮椅各部件性能良好；②评估患者病情、**管路**、骨折部位及伤口情况；③根据患者情况，采取不同的乘坐步骤；④密切监督和帮助患者正确乘坐。

(3)轮椅的使用方法

①从床移动到轮椅时（图5-0-1）：

※ 将轮椅推至床旁，轮椅的椅背和床尾平齐，座椅面向床头。

※ 轮椅放在患者健侧，锁好手刹，固定轮椅。

※ 扶患者坐起，披上外衣、穿鞋、下地、转身。

※ 叮嘱患者坐好后，将手放在轮椅的扶手上。身体应尽量靠后坐，勿向前倾。

※ 翻转脚踏板，供患者踏脚。

※ 系好安全带，妥善固定管路，注意保暖。

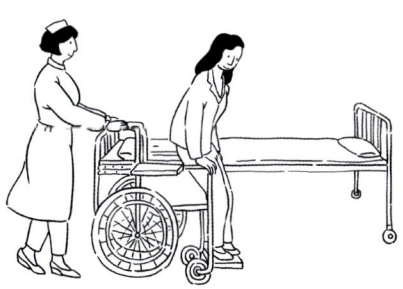

图5-0-1 从床向轮椅移动

②从轮椅移动到床时：

※ 将轮椅推至床旁，面向床头。

※ 拉好手刹，固定轮椅，翻起脚踏板。

※ 协助患者站起、转身、坐至床旁，为患者调整至舒适的卧位。

③推行轮椅时应注意：

※ 推轮椅行进的过程中要注意安全，使患者保持舒适坐位。

※ 避免患者双手下垂，以免行进的车轮划伤手臂。避免患者在行进的过程中踩脚踏板站起、前倾、过分后仰或向一侧倾斜（图5-0-2）。

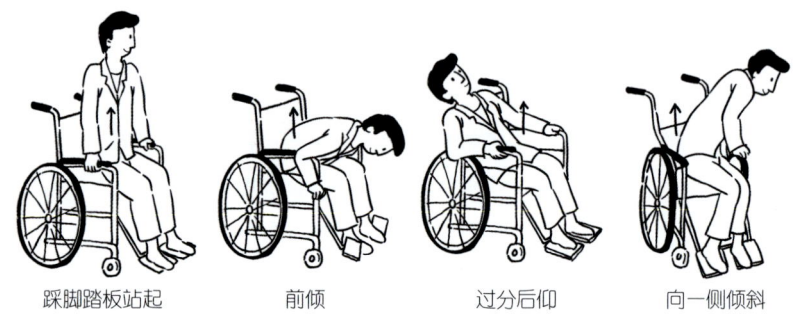

图 5-0-2　乘坐轮椅时应避免以上危险动作

※ 推轮椅下坡时减慢速度，将轮椅后转180°，动作要轻。推送者转过身倒退前行（图5-0-3）。

※ 过门槛时翘起前轮，使患者的头、背后倾，并嘱患者抓紧扶手，以防意外。

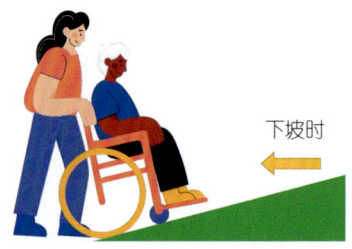

图 5-0-3　推轮椅时要注意安全

※ 推行和乘坐轮椅的正确姿势（图5-0-4）。

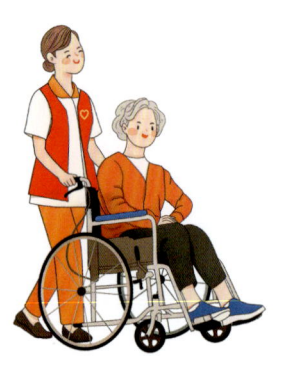

图 5-0-4　正确使用轮椅

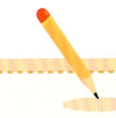

什么是管路？

管路，是为了治疗、观察病情和保证患者安全而留置在患者体内的各种医用管道，在临床治疗中扮演着至关重要的角色。

管路的种类： 供给性管路，如鼻饲管、输液管等；排出性管路，如导尿管、引流管等；还有监测性管路和综合性管路。不同的管路有不同的功能和风险，如鼻饲管用于喂食，因此要防止移位导致食物反流；导尿管受到牵拉可能引起尿道损伤。

管路的位置： 检查管路是否固定良好。以引流管为例，需观察其插入部位密封是否良好，液体有无渗漏，引流是否顺畅等情况。

管路的长度： 评估管路的长度是否足够。患者从病床转移到轮椅的过程中，不会因为牵拉而导致管路移位或脱出。

管路的状态： 注意观察管路是否有扭曲、折叠等情况。引流管扭曲将影响引流效果，甚至可能导致局部压力异常，引起并发症。

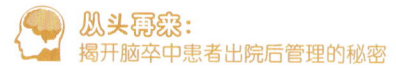

5.1 改掉坏习惯

5.1.1 戒烟

在第 1 章中，我们介绍了吸烟是脑卒中的可干预危险因素、吸烟的成瘾机制及戒烟后的身体变化。本节将详细介绍脑卒中患者吸烟的危害和戒烟的必要性。

临床上，将吸烟定义为一种持续吸入和呼出烟草制品的行为。每日吸烟 10 支以上，持续 10 年称为持续吸烟或长期吸烟。长期吸烟会破坏动脉壁，使脑部动脉狭窄，减少血液的供氧，加速动脉硬化、升高纤维蛋白原水平、促使血小板聚集、降低 HDL-C 水平等。

有的患者认为吸烟可以提神，而且也没瘾，不会对身体有危害。有的患者干脆"破罐破摔"，认为自己已经一把年纪了，戒了也没用，而且戒烟过程难受。还有的患者认为，价格高的烟品质好，不会对身体有危害。这些都是极大的误区！不是所有的吸烟者都会导致肺癌或脑卒中，但烟草确实夺去了许多人的健康甚至生命，不能因为身边极个别的"无事"案例就做出不明智的判断。遗憾的是，很多脑卒中患者不以为意，直至吸烟造成不可逆转的严重结果，才追悔莫及。

有研究表明，吸烟者患脑卒中的危险性比不吸烟者增加 1~3 倍。一份包含了 22 个研究的荟萃分析（meta 分析）显示，吸烟会使缺血性脑卒中的危险性增加 1 倍，而戒烟后其危险性可降低 50%。与其他脑卒中危险因素相比，吸烟是可干预危险因素中最容易干预的，也是在干预后健康获益最明显的。与持续吸烟的患者相比，戒烟患者全因死亡率降低了 29%。吸烟者戒烟后，患各种疾病的危险性都会下降。

因此,脑卒中患者戒烟势在必行!

(1)戒烟并非盲目断烟

成功戒烟的周期因人而异,但普遍都比较长,盲目断烟未必会带来好的效果。科学数据表明,依靠毅力盲目戒烟的成功率不足 3%。而通过戒烟门诊,在医生的指导下使用戒烟药物科学戒烟,成功率会大大增加。

戒烟开始时可能比较难受,如强烈的吸烟欲望、情绪紧张焦虑、易怒、食欲增加、体重增加、注意力不集中、坐立不安等,但这些症状可在戒烟后的 1～2 周内消失。当然,也可以借助戒烟药物减轻戒断症状,同时辅以调整饮食习惯和日常活动(图 5-1-1)。

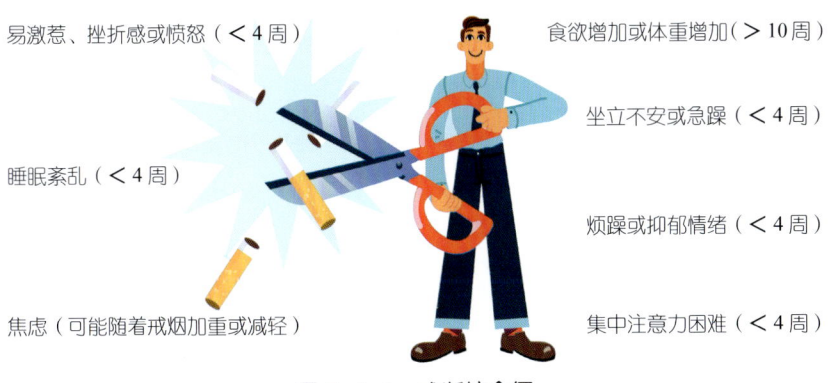

图 5-1-1　戒断综合征

(2)测测烟瘾有多大?

1990 年 Fagerstrom 制订的尼古丁依赖检验量表(FTND)(表 5-1-1)是目前被广泛认可和采用的评估烟瘾程度的量表。FTND 量表具有良好的尼古丁成瘾评价效果,使用简便、结果可靠。研究表明,FTND 量表总分与血液中的尼古丁浓度呈显著性相关,对尼古丁依赖的诊断具有很高的参考价值。

表 5-1-1 Fagerstrom 尼古丁依赖量表

序号	题目内容	答案选项	分值/分
1	你通常在起床后多长时间吸第一支香烟？	5 分钟以内	3
		6～30 分钟	2
		31～60 分钟	1
		1 小时以后	0
2	在不准吸烟的场所你感到受限制吗？	是	1
		否	0
3	如果在一天中你必须取消一次吸烟的机会，你不愿意取消哪一次？	晨起后的第 1 支	1
		1 天中任何 1 支	0
4	你每天吸几支香烟？	多于 30 支	3
		21～30 支	2
		11～20 支	1
		少于 10 支	0
5	清晨醒来后的 1 小时内的吸香烟数量比其他时间 1 小时内吸烟数量多吗？	是	1
		否	0
6	即使因为不舒服而必须躺在床上也要吸烟吗？	是	1
		否	0
	总分		—

注：量表总分范围为 0～10 分，总分越高，代表尼古丁依赖程度越严重。一般来说，总分 0～3 分为轻度依赖，4～6 分为中度依赖，7 分以上为高度依赖。

通常情况下，轻、中度依赖（FTND量表总分在6分以下）的吸烟者较容易戒烟。吸烟者多以心理成瘾为主，可采取行为治疗的方式戒烟，如坚守戒烟诺言、避开香烟的引诱、拒绝他人递送的香烟或用其他活动（如运动、深呼吸、散步等）转移自己对香烟的注意。虽然也会出现戒断症状，但往往程度较轻，可自行克服。

如果FTND量表总分超过6分，即视为尼古丁高度依赖。吸烟者以生理成瘾为主，不仅要有更坚定的戒烟信念，还必须配合其他方法科学戒烟；同时，应减少暴露在吸烟环境中的概率，并做好长期、多次戒烟的准备。虽然世界卫生组织推荐的尼古丁替代疗法可以安全、有效地治疗生理成瘾，但对于脑卒中患者来说，完全戒烟才是最终目的。

（3）找到合适的戒烟方法

①戒烟咨询（适合尼古丁轻、中度依赖者）

※ 干预有效时间不少于3分钟。

※ 用明确、坚定、个性化的语言，如：

"我认为现在戒烟对你是很重要的，我可以帮助你。"

"仅仅在生病时减少吸烟是不够的。"

"作为患者，你必须知道，戒烟是你能够做到的保护自己和家人健康的最重要的事。你愿意尝试戒烟吗？我和医生会帮助你。"

"戒烟过程中的一个小倒退并不意味着整个方案的失败，只不过是最终获得成功的一个小退步而已。"

※ 应对戒断反应的方法：头晕时洗脸、淋浴；嘴里难受时漱口；喉咙干时喝茶、咖啡；焦虑或胸闷时做10次深呼吸；感到无聊时听音乐、嚼口香糖；疲倦时深呼吸、休息；失眠时喝适量牛奶、放松身体；聚会时尽量避免主动接近抽烟的人；谈话时喝茶、喝咖啡等。

②戒烟药（适合尼古丁高度依赖者）

使用戒烟药物可以使戒烟成功率大大提升。戒烟药从尼古丁替代品中提取，帮助吸烟者减轻戒断症状，降低吸烟欲望。使用它需咨询戒烟专科医生，一旦达到戒烟效果应逐步停止使用。目前常用的戒烟药物有：尼古丁口香糖、贴剂、吸入剂及喷雾剂。其他非尼古丁替代药有：安非他酮缓释片，该药物不含尼古丁成分，具有较强的尼古丁依赖抑制作用，它通过作用于中枢神经系统的成瘾通路来减少患者对烟草的渴望和戒断症状；酒石酸伐尼克兰片，该药物同样不含尼古丁成分，具有双重作用机制，是尼古丁受体拮抗剂，它能够占据脑内尼古丁的作用位点，使吸入的尼古丁无法发挥作用，同时，该药物还能刺激受体释放多巴胺，缓解戒断反应，让戒烟不再痛苦。

③其他有效的戒烟方法

※ 向已经戒烟成功的人咨询他们的经验，听取有用且适合自己的方法。

※ 回顾以往的戒烟经历，找出失败的原因，避免再犯。

※ 明确戒烟原因，强化戒烟意愿。

※ 丢掉所有烟草制品和与吸烟相关的用具。

※ 告知家人、朋友和同事，准备戒烟。

※ 延迟吸第 1 支烟的时间 5～10 分钟。

※ 确定一个戒烟日。

※ 减少在吸烟场所停留的时间。

※ 尽量保持充实的生活状态，即使是在休闲时间。

※ 避免被动吸烟。

※ 考虑使用戒烟药或寻求专业医生帮助。

※ 在"果断戒烟"和"逐步戒烟"中选一种方法。"果断戒烟"会在戒烟的前2周出现一系列不适症状,但借助戒烟药物,不适症状会明显减轻。而"逐步戒烟"由于持续时间较长,往往不容易坚持。一部分选择"逐步戒烟"的吸烟者拿"逐步"当作幌子,为自己不想戒烟找借口。因此,建议所有患者在条件允许的情况下果断戒烟!

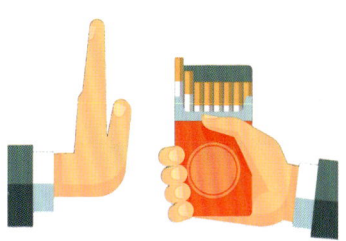

向吸烟说"不"

※ 当他人递烟时可以回答"不用了,谢谢!我已经戒烟了。"或者"谢谢,我已经下决心不抽烟了。"

(4)正确认识复吸

即使戒烟后又复吸了也不要气馁!千万不要因为复吸了一两支烟就重新开始吸烟。在戒烟之后的前3个月内复吸是很常见的,很多已经戒烟的人都是多次尝试后才成功戒烟(图5-1-2)。因此,吸烟者可以时刻回想自己戒烟的初心,提醒自己为什么要戒烟;找一位支持自己戒烟的朋友与TA倾诉戒烟心声;去做一件不能与吸烟同时进行的事,比如刷碗或干脆睡一觉,转移注意力,抑制吸烟的冲动。

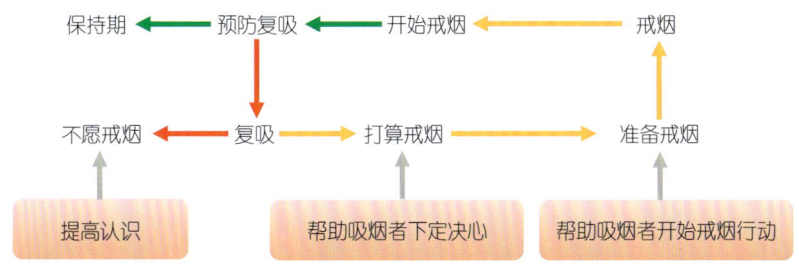

图5-1-2 戒烟是一个复杂的过程

（5）如何缓解戒断症状（表5-1-2）。

表5-1-2　戒断症状与可能产生的原因及缓解方式

戒断症状	原因	缓解方式
焦虑易怒、情绪低落不稳定、神经质、精神难集中、疲倦	体内尼古丁减少产生生理变化	暂时离开有压迫感的地方；转移注意力，回想以往愉快的经验，将工作或活动分段完成；将全身肌肉绷紧后再完全放松，配合深呼吸；洗温水澡、散步、找朋友聊聊
难以入睡	体内尼古丁减少改变了睡眠习惯	做些缓和的运动再入睡；保持轻松心情；睡前喝1杯热牛奶（乳糖不耐受除外）
手指和脚趾刺痛、眩晕	身体内血液循环正在改善	肢体舒缓运动，放松身体，呼吸新鲜空气；以按摩或浴巾擦拭刺痛部位，促进血液循环
咳嗽、口干	肺部正在清除焦油和黏液	多喝温开水；减少动物蛋白质及油炸食物摄入，以免痰液变稠；不要吃生冷食物和注意保暖，以免刺激引起咳嗽
食欲增加	因尼古丁会降低食欲，戒烟会增加饥饿感	多喝白开水、牛奶、鲜榨果汁等，摄取低热量食物
便秘	体内尼古丁减少改变胃肠道蠕动	多吃水果及高纤维食物；放轻松，多运动；视情况使用温和的通便剂
双手空空的感觉	手不拿烟不习惯	喝水，转移注意力；随身携带1支笔，手握笔代替手拿烟或者用笔记录心情

5.1.2　限酒

过量饮酒会对脑卒中患者造成多方面损害，其潜在风险不容忽视。酒精通过多种复杂机制导致脑卒中发病率增加。饮酒会使血压升高，而高血压是脑卒中最重要的、独立的危险因素。长期大量饮酒会损伤血管内皮细胞，使血管弹性下降、动脉粥样硬化程度加深，进而造成血管狭窄，增加血栓形成的风险。一旦血栓堵塞血管，便可能引发缺血性脑卒中。此外，酒精还会干扰心脏的正常功能，导致心律失常，特别是房颤时，心房壁上的血栓极易脱落，并随血流进入脑血管，引发脑栓塞，而更为严重的是导致脑血管破裂，引发出血性脑卒中。这是因为饮酒后血压波动剧烈，对脑部微小血管造成巨大压力。同时，酒精会干扰凝血机制，不利于破裂处止血。

如果脑卒中患者有饮酒习惯，那么为了尽快恢复健康，应停止或减少酒的摄入。而对于那些没有饮酒习惯的脑卒中患者，更不应听信"酒可以活血化瘀"之类的言论而盲目饮酒。当然，限酒也应因人而异，与戒烟一样，盲目戒断也可能导致身体出现其他问题。

（1）酒与酒精的关系

酒精，化学名为乙醇，是酒的主要活性成分。无论啤酒、葡萄酒、白酒还是其他类型的酒都含有一定量的酒精。酒精浓度通常用体积百分比来表示，如 40% 的酒精浓度意味着每 100 毫升酒液中含有 40 毫升的酒精。根据酒精含量的不同，酒可以分为低度酒（如啤酒、葡萄酒，酒精含量通常为 5%～15%）和高度酒（如白酒、威士忌，酒精含量可能高达 40%～50%）。这就意味着，并不是喝了多少酒，就等于摄入了多少酒精。同时，也要注意，毫升是体积单位，并不是质量单位。

举个例子，52 度白酒的酒精含量是指每 100 毫升酒液中酒精的体积分数是 52%。因此，500 毫升 52 度白酒中酒精的体积和质量分别是：

酒精的体积 =500 毫升 ×52%=260 毫升。

由于水的密度约为 1 克/毫升，而酒精的密度约为 0.8 克/毫升，所以酒精的质量是：

酒精的质量 =260 毫升 ×0.8 克/毫升 =208 克。

（2）直观地了解酒精含量

市面上酒的规格通常为白酒 500 毫升/瓶、葡萄酒 750 毫升/瓶、啤酒 330 毫升/罐。为了更直观地理解，假定白酒 45 度、葡萄酒 13 度、啤酒 4 度。经过换算，同等酒精含量的情况下：1 瓶白酒 ≈ 2 瓶葡萄酒 ≈ 16 罐啤酒，即 1 罐啤酒 ≈ 100 毫升葡萄酒 ≈ 30 毫升白酒。

（3）大量饮酒的定义

《中国居民膳食指南（2022）》推荐正常成年人 1 天饮用酒的酒精量不超过 15 克，相当于 1.5 罐啤酒、150 毫升葡萄酒或 50 毫升白酒。大量饮酒是指单次饮酒过多或长期过量饮酒。世界卫生组织（WHO）指出，过量饮酒指成年男性每日酒精的摄入量超过 40 克（约 3 罐啤酒、2/5 瓶葡萄酒、2 两白酒），女性每日酒精的摄入量超过 20 克（1.5 罐啤酒、1/5 瓶葡萄酒、1 两白酒）；过量饮酒也可从饮酒行为和结果来判断，即几乎每日都要喝酒且每次摄入的酒精量较大，或单次饮酒后出现了明显的醉酒状态，包括意识模糊、言语不清、行动不稳等。有酗酒史的女性脑卒中患者每日摄入的酒精量不超过 15 克（相当于 50 度白酒 30 毫升）；有酗酒史的男性脑卒中患者每日摄入的酒精量不超过 25 克（相当于 50 度白酒 50 毫升）。

（4）对尚不能戒酒的脑卒中患者限酒的建议

如果感到戒酒非常困难，可以尝试以下方式逐步减少酒的摄入：

※ 一次不要喝得太多，确定一个适当的量（如 1 罐啤酒或 2 小杯白酒）并认真遵守。

※ 牢记在家饮酒比在外面饮酒更容易控制量。

※ 每周确定 2~3 天不饮酒。

※ 不要连续饮酒，可以用喝茶或喝水替代。减少主动摄入酒精。

此外还需谨记，酒精会与一些药物相互作用，影响药物吸收。请务必先向医生或药剂师咨询、确认。

大多数人在患脑卒中或被提示有脑卒中风险后都希望通过自我改变恢复健康，那就从改掉坏习惯开始吧！

5.2 养成健康监测的好习惯

脑卒中患者出院回家，仅表示病情暂时稳定，治疗无须继续在医院进行，但绝不意味着治疗已经结束。患者仍可能遗留未完全解决的动脉粥样硬化斑块、未控制的房颤或血管狭窄等问题。如果出院后放任不管，没有进一步积极、持续地康复，脑卒中复发是迟早的事。

首先，养成健康监测的好习惯。脑卒中与高血压、糖尿病、高血脂、肥胖等密切相关，虽然肉眼可能察觉不到身体状态的改变，但是血压、血糖、血脂、腰围及体重等数值，可以让患者直观地看到身体上的变化，不断改善的指标让患者直观感受到身体的变化，这种可视化形成了正向激励。只要有决心和毅力，就可以战胜疾病！其次，做好监测。对各个指标的数值范围熟记于心，做到心中有数，同时做好记录，以便在后续的随访中，方便医生根据记录做出决策和管理，指导脑卒中患者的个体化治疗。

（1）监测血压

管理好血压是脑卒中患者的首要任务。血压不仅要控制在正常范围内，还应保持平稳、少波动。患者需遵医嘱规律服用降压药物，保持低盐饮食，每日至少测量血压2次（清晨起床时和晚饭前），必要时可在睡前加测1次，并记录。

如果患者和家属不清楚如何正确测量血压，可在住院期间向医护人员学习，包括如何阅读和记录数值，以及如何记录活动状态和身体状况。家庭血压相比诊室血压更能反映脑卒中患者的血压连续性，所以正确记录血压是患者重要的"家庭作业"。

①测量

※ 测量血压前安静休息3～5分钟,测量时坐在有靠背的椅子上,双足平放于地面,两腿勿交叉。上臂平放于桌面,血压计袖带中心保持与心脏位置持平。测量前30分钟内请勿吸烟、饮酒、喝含咖啡因的饮品及进行剧烈活动(图5-2-1)。

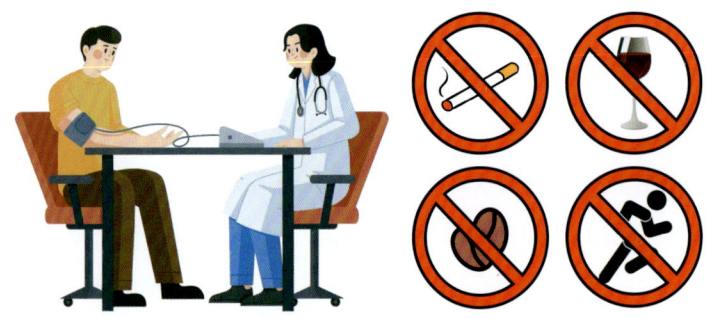

图5-2-1 测量前的准备与要求

※ 选择合适的袖带(图5-2-2)。一般袖带式血压计的袖带长22～26厘米(气囊长度为臂围的75%～100%),袖带气囊宽12厘米(宽度为臂围的37%～50%)。上臂围＞42厘米者可选择腕式电子血压计。

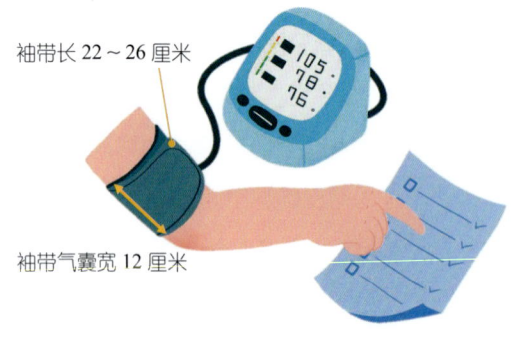

图5-2-2 合适的袖带

※ 上臂应充分暴露或只覆盖单层衣物（勿挽袖子），袖带下缘置于肘窝上方 2～3 厘米处。测量过程中不要说话（图 5-2-3）。

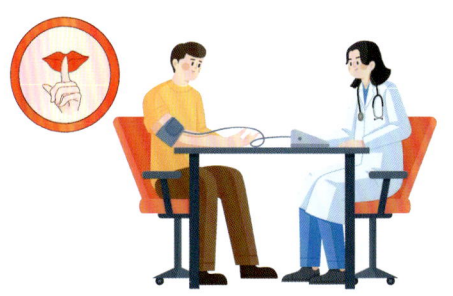

图 5-2-3 测量血压时不要说话

※ 每个测量时间点至少测量血压 2 次，两次间隔 1～2 分钟，取 2 次读数的平均值；若第 1 次与第 2 次血压读数的差值＞ 10 mmHg，建议测量第 3 次，取后两次血压读数的平均值。首次测量血压时应测量双上臂血压，正常双侧血压相差在 5～10 mmHg（图 5-2-4）。如果双上肢血压明显不一致，提示可能存在锁骨下动脉狭窄等情况，应以血压高的数值为准。若血压多次测量不达标，即每次测量均超过 140/90 mmHg 或高于出院时医生给予的血压正常范围，应及时到医院就诊。而脑卒中伴房颤患者，建议每个测量时间点测量 3 次血压，取 3 次血压读数的平均值。

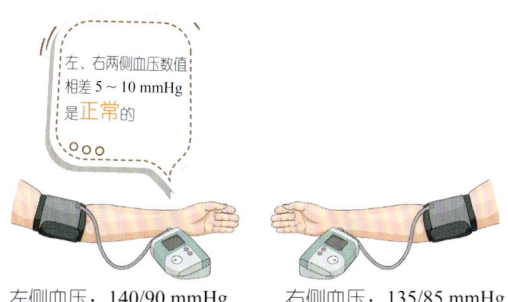

图 5-2-4 正常的双侧血压差

② 影响血压数值的常见错误行为

※ 憋尿（膀胱充盈）造成血压读数偏高 10～15 mmHg。

※ 跷二郎腿导致收缩压升高 5～8 mmHg，舒张压升高 3～5 mmHg。

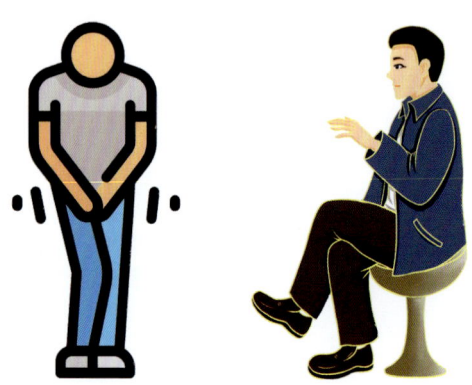

※ 当身体处于无靠背坐姿或紧绷状态下，收缩压会升高 5～15 mmHg，舒张压升高约 6 mmHg。

※ 手臂悬空造成血压读数偏高约 10 mmHg。

※ 袖带套在厚衣服上造成血压读数偏高 5～50 mmHg。

※ 袖带太小、过紧造成血压读数偏高 2～10 mmHg。

※ 测量时说话造成血压读数偏高约 10 mmHg。

※ 与坐位测量相比，卧位时的手臂因低于心脏水平位置，收缩压会升高 3～10 mmHg，舒张压升高 1～5 mmHg。其他体位也可能造成测量数值偏高。

以上每个错误对血压读数的影响并无叠加效应。

③ 家庭血压记录

表 5-2-1 是记录家庭血压情况的样表，患者和家属可以照此填写，复诊时反馈给医生，以协助医生调整治疗方案。

表 5-2-1 家庭血压记录表

时间	上午			下午			睡前			备注（活动情况或不适）
	收缩压 mmHg	舒张压 mmHg	心率（次/分）	收缩压 mmHg	舒张压 mmHg	心率（次/分）	收缩压 mmHg	舒张压 mmHg	心率（次/分）	
星期一										
星期二										
星期三										
星期四										
星期五										
星期六										
星期日										

（2）监测心率

常规血压计兼具监测心率功能。正常成人的静息心率为每分钟 60～100 次。当心率为每分钟 60～80 次时，心肌耗氧量较低，既能满足机体需求，又可减少心脏长期工作负荷，对心血管健康更为有利。

建议脑卒中伴房颤患者将心率保持在每分钟 60～80 次。房颤时脉搏数可能会少于实际心跳数，这是因为房颤导致的部分心脏搏动没有形成有效的外周动脉搏动。保持正常的心率需要坚持长期、良好的生活方式，如规律睡眠和规律饮食。可以通过多样化运动，让心脏得到锻炼，提高心脏的工作效率，从而调节心率。如果心率突然异常或心脏不适，应及时到医院心内科就诊。

①测量

※ 自数脉搏。将食指和中指放在手腕拇指一侧、距腕横纹一横指的桡动脉上，稍用力就能感觉到脉搏跳动。计算 1 分钟内脉搏跳动次数，就可以得到心率数值。

※ 电子血压计。很多电子血压计在测量血压的同时也能测量心率。

※ 智能手环或智能手表。先将设备正确佩戴在手腕上，按照产品说明书开启心率监测功能，就能看到实时心率。通常这类设备还可以记录一段时间内的心率变化（数值仅供参考）。

②记录

可将心率数据记录到家庭血压记录表中，便于数据的统一管理。

（3）监测血糖

血糖监测是脑卒中伴糖尿病患者管理的重要内容，医生将监测数据用于制订合理的降糖方案、评估降糖药物治疗效果和指导患者调整药物。

①测量

※ 对于糖尿病高风险人群（年龄≥40岁、超重或肥胖等）、糖尿病前期人群或有家族遗传倾向者，可使用表5-2-2先进行自测。

※ 指尖采血是糖尿病患者在家中进行血糖监测的主要方式。

近年来，血糖监测逐渐向便捷、微创甚至无创的方向发展，智能血糖监测系统可将测得结果自动上传至医院系统，便于医生掌握患者血糖控制情况，为血糖管理奠定了技术基础。

②记录

※ 纸质记录。准备一个专门用来记录血糖的笔记本，将每次测量血糖的日期、时间、血糖值记录下来。如果测量时间为餐前、餐后或运动前后，也应记录下来，例如，餐前是否服用降糖药或注射胰岛素、运动前有无进食等。这些记录将方便医生了解血糖变化与饮食、药物对血糖的影响。

※ 电子记录。如使用血糖管理APP。在测量血糖后，将血糖值、测量时间等信息输入到APP中，软件可自动生成血糖变化曲线，展示血糖波动情况。有些APP还可与医生共享数据，方便医生远程指导。

③药物与监测

未服降糖药、仅采用健康的生活方式控制血糖的患者，在监测中要特别

表 5-2-2　2 型糖尿病风险自测表

题目	具体解释	分值/分	得分
1. 你多大年纪？	不到 40 岁	0 分	
	40～49 岁	1 分	
	50～59 岁	2 分	
	超过 60 岁	3 分	
2. 你是男性还是女性？	男	1 分	
	女	0 分	
3. 如果你是女性，你是否曾被诊断为妊娠期糖尿病？	是	1 分	
	否	0 分	
4. 你的母亲、父亲、姐姐或哥哥患有糖尿病吗？	是	1 分	
	否	0 分	
5. 你是否曾经被诊断为高血压？	是	1 分	
	否	0 分	
6. 你喜欢运动吗？	是	0 分	
	否	1 分	
7. 你的身高体重的对应分值是多少？	（查右侧表后填写）		
得分总计			—

如果得分 ≥ 5 分，则提示患 2 型糖尿病的风险增加，建议进一步到医院接受检查，但不要因此而过分紧张，规范治疗可以将风险降低。

身高/厘米	体重/公斤		
147	48～58	59～80	81+
150	50～61	61～83	84+
152	52～63	63～86	87+
155	54～65	66～89	90+
157	56～68	68～92	93+
160	58～70	71～96	96+
163	60～72	73～99	99+
165	62～75	76～102	103+
168	64～78	78～106	106+
170	66～80	81～109	110+
173	68～83	83～112	113+
175	71～86	86～116	116+
178	73～88	89～120	120+
180	75～91	92～123	124+
183	77～94	94～127	127+
185	80～97	97～131	131+
188	82～99	100～135	135+
191	85～102	103～138	139+
193	87～105	106～142	143+
对应分值	1 分	2 分	3 分

先找到"身高"，再匹配对应体重，得到对应分值。如果你的体重低于最低值，则得分为 0。

注意饮食和运动对血糖的影响，并根据血糖降低情况做出相应调整。

使用胰岛素治疗的患者建议采取更为积极的监测频率，同时应更加关注空腹血糖；而使用预混胰岛素治疗的患者应更加关注空腹和晚餐前血糖。

当怀疑低血糖时，应立即加测并及时反馈给医生，以判断是否需要调整治疗方案和生活方式。

血糖监测频率应综合考虑患者的病情和治疗需求,具体内容可参考表 5-2-3。

表 5-2-3　自我血糖监测频率对照表

类型	监测频率
血糖控制差或病情危重者	4～7 次/天
病情稳定或血糖控制已达目标者	1～2 次/周
胰岛素治疗起始阶段	5 次/天
胰岛素治疗达标后	2～4 次/天
通过口服药和生活方式干预者达标后	2～4 次/周

可在每日三餐前、三餐后 2 小时、睡前及夜间(一般为凌晨 2 点至 3 点)监测,具体内容可参考表 5-2-4。

表 5-2-4　血糖监测时间点的适用范围

时间点	适用范围
餐前	空腹血糖较高、餐前需控制血糖(避免餐前低血糖)的患者、老年人或血糖控制较好者
餐后 2 小时	空腹血糖已得到良好控制,但 HbA1c 仍不达标者
睡前	注射胰岛素的患者(尤其是晚餐前注射胰岛素的患者)
夜间	经治疗血糖接近达标,但清晨空腹血糖反复升高难以控制的患者(需排除夜间低血糖导致的高血糖)
其他	出现低血糖症状时应及时监测血糖;剧烈运动前后宜监测血糖

④注意事项

※ 严格按照血糖仪操作说明书进行操作。

※ 指尖采血前,可轻轻按摩采血部位(如指腹侧面),促进血液循环。首先,用含 75% 乙醇的医用消毒液擦拭手指,等待酒精完全挥发,或用肥皂和温水将手洗干净,并用干净的纸巾或棉球擦干双手(尤其是采血部位)。

其次，将接受采血的手臂自然下垂 15 秒，促进指尖末梢血管充盈。最后，使用采血针轻轻刺破采血部位，让血液自然流出，将试纸的吸血端与血液接触，以获得足量血样。切勿以过度挤压采血部位的方式获得血样，避免组织液混入，影响血糖测试结果。

※ 测试时建议一次性吸取足量的血样，不可二次吸血。

※ 在测试中不要按压或移动血糖试纸和血糖仪。

※ 测试后记录血糖测试结果，如果测试结果可疑，建议重新测试一次。

（4）监测血脂

血脂监测是为了观察是否达到降脂目标，了解可能出现的药物不良反应，并根据监测结果优化治疗方案。根据研究文献报道，定期检查血脂有助于将治疗的依从性从 40% 提高到 90.1%。

降脂目标因人而异。例如，王先生患有脑梗死，且合并高血压和糖尿病，虽然 LDL-C 为 2.1 mmol/L，但仍需接受强化降脂治疗，将目标值控制在 1.8 mmol/L 以下；而赵女士在 1 年内先后发生了心肌梗死和脑梗死，属于高危人群，必须将 LDL-C 降至 1.4 mmol/L 以下才算达标。

由此可见，所谓"正常"的 LDL-C 水平对患有心血管疾病的高危患者仍属于高值。已经确诊有脑梗死或冠心病的患者，无论胆固醇的化验结果如何，均应服用他汀类降脂药。具体到个人，需要由医生进行专业评估和判断。

TG 也是重要的血脂参数。多数医院的化验单中将该指标的正常参考值设定为 1.7 mmol/L。当然，超过这一数值并不意味着就需要药物治疗。如果 TG 水平仅稍超正常值，一般来说无须服用降脂药，可以通过改变饮食结构（如少油、少糖、少主食、少饮酒）或增加运动等方式将指标降至正常值以下；只有指标明显升高，才考虑药物治疗。

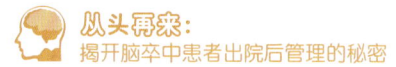

① 测量

血脂检查仍需前往医院进行。建议 18～40 岁的成年人每 2～5 年进行 1 次血脂检查；40 岁及以上的成年人每年应至少进行 1 次血脂检查。脑卒中患者在病情稳定期，每 3～6 个月检查 1 次血脂——在这一阶段，患者的血脂水平相对稳定，是观察降脂药疗效的最佳时期，无须频繁检查。需要注意的是，血脂检查前应空腹 8～12 小时。

② 记录

保留化验单，建议按时间线整理成册，与所有就医记录存放在一起。

③ 注意事项

如果患者的饮食结构、运动量或正在服用的药物发生了变化，应及时进行血脂检查，以便观察这些改变对血脂的影响程度。

5.3 预防跌倒

老年群体中 90% 以上的骨折由跌倒引起，且大多数跌倒并非意外。跌倒会造成身体软组织损伤、骨折（尤其是老年人的头颅骨折、股骨和颈骨骨折往往是致命的）。此外，约有 50% 跌倒者会对再次跌倒产生惧怕心理，甚至会因这种恐惧而拒绝身体活动，导致身体机能进一步退化，直至卧床不起。

脑卒中患者往往年龄较大，肢体肌肉力量弱，容易出现眩晕或头晕、步态不稳、认知障碍、消化道出血及夜间如厕次数增加的情况，增加了跌倒的风险。除此之外，患者的房间内有障碍物、生活用具摆放不合理、卫浴内设施适配性差（光照昏暗及地面湿滑）等隐患也增加了跌倒风险。当患者跌倒、尤其是出现二次跌倒的情况时，应在及时处理后进行跌倒风险评估并积极干预，避免再次跌倒。

PART 5　回家后，真正的考验开始了

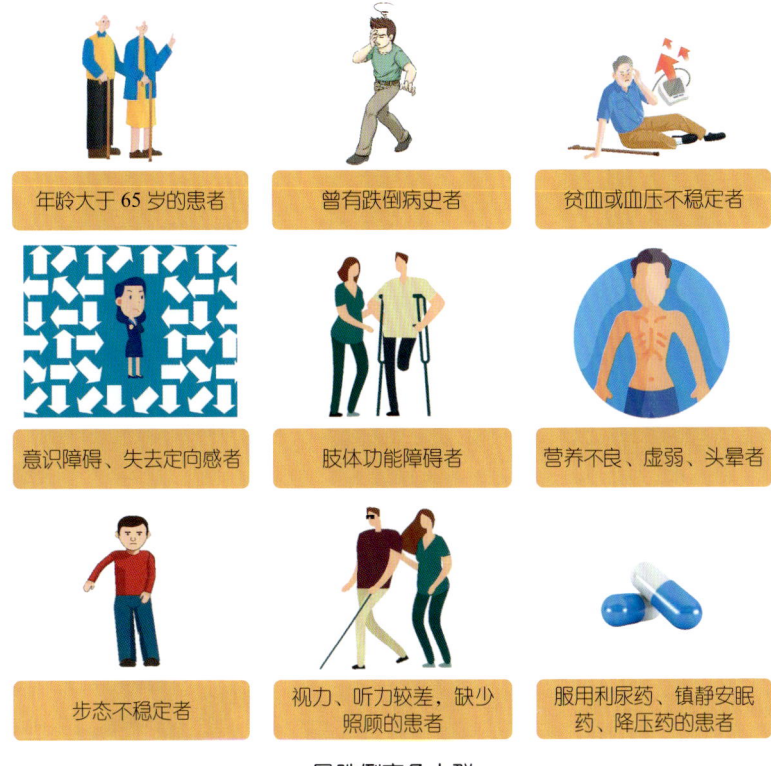

易跌倒高危人群

（1）防跌倒措施

①起床时要慢，先慢慢坐起，等待1分钟后再将两脚放在地上，缓慢起身，防止体位性低血压造成的头晕跌倒。

②外出乘坐扶梯时，需抓牢扶手，两脚分开站立，避免重心不稳。

③增加腿部力量和平衡力的功能性锻炼，加强步态训练，走路时注意抬脚。冬天注意膝关节保暖。

④其他方法：增加日晒，提倡采用富含钙、低盐和适量蛋白质的均衡饮食模式。行动不便的患者需要有家属陪伴，不要让患者单独行动。

（2）不慎跌倒怎么办

脑卒中患者身体的协调性较差、反应速度较慢，因此在不慎跌倒时，应尽可能地保护好自己。请谨记以下内容，防患于未然。

※ 前倒时：双手护头，顺势向前滚动。

※ 后倒时：双手抱头，用双臂减轻冲击力，双脚顺势向上抬起。

※ 侧倒时：在感觉要跌倒时，尽量弯曲膝盖，让身体放低重心，同时双臂迅速环抱于胸前，然后将一侧的肩膀和身体向侧面转动，如向右侧倒时，就转动右肩，用右侧身体先着地。着地瞬间，尽量让身体的侧面，像肩膀、大腿外侧、臀部等部位接触地面，避免头部、脊椎等关键部位直接撞击地面。

跌倒后，不要立即起身，先检查身体是否有出血或者肢体畸形；轻微活动肢体，评估身体有无活动受限；查看身体各部位有无压痛。在确保周围环境安全、不会造成二次伤害的情况下，保持原有姿势，寻求周围人的帮助或拨打急救电话。如果不能说话，可以敲击物品发出声响，引起周围人的注意，之后尽快前往医院诊治。

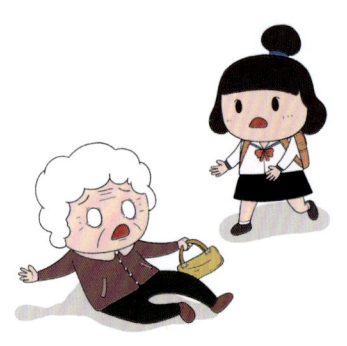

※ 具体操作可参考图5-3-1。

步骤1：跌倒时处于坐位且健侧肢体靠近不易移动的椅子或固定物体。

步骤2：将健侧前臂放在椅子面上，依靠肘部或手臂将重心移到膝盖上、抬起臀部，直到处于跪立位。

步骤3：用健侧上肢支撑，使健侧足向前伸、平放在地板上。

步骤4：通过健侧手臂和腿部支撑将身体抬起。转动臀部坐在椅子或固定物体上。

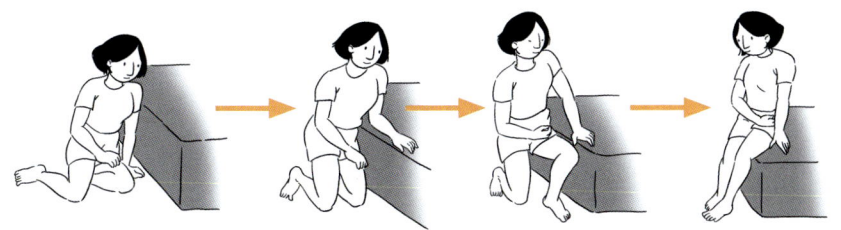

图片中靠近物体一侧为健侧。

图 5-3-1 跌倒时从坐位站起

5.4 患者不能说话，怎么交流？

许多患者的语言功能受到了脑卒中的影响，原因可能有三个。一是负责语言的中枢因脑缺血而坏死，造成功能损伤；二是脑卒中导致面瘫、咽喉肌肉无力，出现发音不协调；三是脑卒中后发生认知障碍，无法组织起有条理的语言。

部分患者的语言功能在经过治疗和康复训练后可以得到一定程度的恢复。语言治疗师通过刺激患者的听觉、视觉和感觉等感官系统，进行理解、阅读、朗读和构音等训练，促进大脑对语言的感知和认知，帮助患者改善或重新建立语言功能。家人可以使用简短的句子，配以手势与患者交流，并鼓励患者尽可能地表达。患者、家属与语言康复师密切合作能有效改善患者的交流能力。

脑卒中患者常因沟通障碍产生社交回避行为，尤其在言语功能未完全恢复前，对外界接触存在显著抵触情绪。作为家属和知情人应当予以理解和尊重。首先，患者应明白疾病只是暂时的，不能过分依赖家属。其次，家属不要在患者在场的时候埋怨、指责患者。此外，还可以与患者谈论他们感兴趣的话题，如天气、饮食、体育活动、兴趣爱好等内容；鼓励患者主动交流，患者也不要怕说错话。

与脑卒中后出现的其他功能障碍一样，语言功能恢复的时间取决于损伤的严重程度、治疗是否及时和患者的身体基础情况，不能一概而论。需要注意的是，大脑语言区的功能损伤是永久性的，恢复需要较长的时间和耐心，且不能达到 100% 恢复。即便如此，为了更好地生活，患者也应积极参与和配合训练。同时，家属需要给予患者充分的心理支持和关爱。

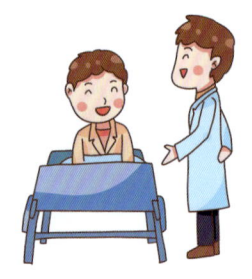

5.5 吞咽困难如何进食？

脑卒中会影响口腔肌肉（舌肌）和咽喉肌功能，导致患者出现不同程度的吞咽困难（图 5-5-1）。

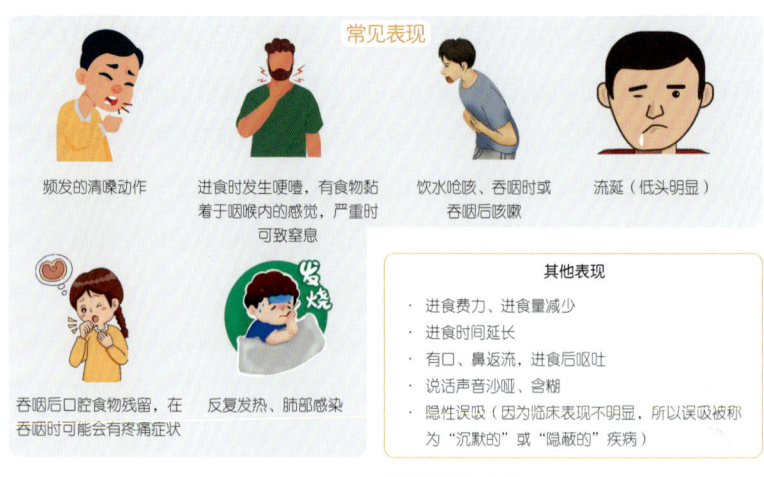

图 5-5-1 吞咽障碍的症状

(1) 如何判断吞咽困难

在水杯中倒入 30 毫升温开水,请患者坐着喝完,记录喝水所用的时间,并观察有无呛咳(表 5-5-1)。

表 5-5-1 饮水试验

完成情况	评估标准
能 1 次饮完,无呛咳、停顿(5 秒以内)	正常
分 2 次饮完,无呛咳、停顿	可疑
能 1 次饮完,有呛咳	
分 2 次饮完,有呛咳	异常
有呛咳,全部饮完有困难	

(2) 改善吞咽困难的方法

基本措施包括:改善口腔健康,减少口腔细菌;调整食物的粘稠度,防止误吸;监测营养状况,必要时补充营养素。

①保持口腔健康。餐后用软毛牙刷刷牙或用清水(抗菌漱口水)漱口。长期卧床或使用鼻饲管的患者可在进食后用棉签蘸温水清洁口腔,尤其是舌面和颊部。建议每 3~6 个月到口腔科就诊,排查牙齿及口腔问题,减少口腔感染(如口腔溃疡、真菌感染)、龋齿或吸入性肺炎的发生。

②调整食物软硬及黏稠度。根据患者吞咽功能的评估结果管理饮食。对于喝水容易出现呛咳的患者来说,可以在水中加入适量的增稠剂(如 1~2 勺玉米淀粉、藕粉等),搅拌均匀后再喝。这样做可以增加液体的黏稠度,减缓水流速度,降低误吸发生率。喝的时候微微抬起下巴,小口慢饮。对于吞咽固体食物容易出现呛咳的患者来说,可以先将食材切小、煮软或用搅拌机粉碎打成泥状后再吃,这是因为泥状食物黏附性和顺滑度较好,更容易吞咽。而对于那些食物总是容易卡在喉咙里(咽部残留)的患者,建

议其在食物中加入适量的胶凝剂，以提升食物的黏弹性，减少残渣停留。这种方式可以使食物变顺滑、易吞咽，让食物顺利通过口腔、咽部和食管。

③补充营养。每日摄入充足的能量和蛋白质。

④其他注意事项：小口吃饭；在口腔肌肉力量强的一侧咀嚼；咀嚼时不要说话。

※ 清除遗留在面颊上的食物残渣。

※ 在意识清醒状态下进食。

※ 保持坐位或半坐卧位进食，将食物放在舌根部或口腔后部，以促进吞咽并减少呛咳风险。

※ 控制进食速度，前一口吞咽完成后再进食下一口。

※ 有义齿的患者，应戴上义齿进食，并注意义齿的清洁、维护及适配性。

※ 若出现呛咳，应停止进食。

※ 餐后保持坐位或半坐卧位30分钟以上。

5.6 卒中后疼痛

卒中后疼痛是脑卒中常见的继发性慢性疼痛综合征，约50%的患者会出现此症状，而其中约70%的患者每天都会感到疼痛（表5-6-1）。

脑卒中发生后，患者可能由于肢体麻痹或肌肉无力出现活动困难，而活动困难将导致肌肉和肢体逐渐变僵硬，如果不加以干预，最终结果就是关节变硬或挛缩，引发疼痛，使得康复变得愈发困难。导致肢体变硬的原因主要包括强直状态或肌肉颤动。处于强直状态下，肢体很难活动，也更易受伤。肩部疼痛也是脑卒中患者活动困难的一个常见表现。疼痛的肩膀可能会引发胳膊麻痹，当患者用麻痹的胳膊支撑身体时，很容易发生意外（如坠床）。

表 5-6-1 卒中后疼痛的类型和临床表现

类型	发生时间（卒中后）	常见类型	临床表现
中枢性卒中后疼痛	3~6个月	持续性疼痛；自发性或间歇性疼痛；痛觉过敏或异常性疼痛	疼痛常较严重和持续性，中间有缓解期；偏侧躯体表现为撕裂样痛、灼烧感、冰冻感、挤压感；伴有自发性感觉迟钝，触摸诱发疼痛而温度正常，对针刺和高温异常敏感
卒中后肩痛	3周内	肩关节半脱位（盂肱关节下部位移）肩部挛缩	不同患者疼痛表现不同，刚开始为隐痛，随后疼痛逐渐加重，常描述为钝痛、触摸痛、刮痛，也有人描述为短暂的刀割样痛、针刺样痛、灼烧痛；肩部日常活动受限，患者常表现为焦躁、抑郁和疲劳
卒中后痉挛性疼痛	1周内	上运动神经元速度依赖性张力增加，痉挛肌张力障碍，痉挛性同步收缩和弓张反应	肌肉收缩和疼痛，肩部僵硬，活动受限，尺神经拉伤（手肘部），手肘持续弯曲，膝关节不伸展导致的步态缩短
复杂性区域疼痛综合征	1~3个月	无明显功能损伤；有明显功能损伤	肩部和踝关节关节活动受限，水肿，发红，压痛，皮温升高，灼烧痛，皮温变化，敏感性增加
卒中后头痛	6个月	紧张性头痛；偏头痛	压迫性、搏动性头痛，也可表现为刀割样、灼烧痛，运动后加重，部分患者伴恶心、呕吐

而冻肩是指肩部僵硬，它不仅会引发持续的疼痛，还可能进一步加剧强直状态。

缓解疼痛的办法：

（1）药物治疗。普通止痛药对缓解中枢性疼痛的效果并不好，因此，医生会使用加巴喷丁、普瑞巴林等治疗病理性神经痛的药物来缓解患者疼痛。局部疼痛（如肩部疼痛）可在疼痛初期适当给予非甾体抗炎药（如布洛芬）以缓解疼痛。

（2）物理治疗。热敷、冷敷、按摩、针灸、理疗（包括电刺激、超声波等）都有助于改善疼痛部位的血液循环，缓解肌肉紧张和疼痛。

（3）康复训练。适当的运动训练有助于恢复肢体功能，减轻患者疼痛。如进行一些简单的关节活动度训练、肌肉力量训练等。运动训练能够改善肌肉的血液循环，扩张血管，为肌肉输送更多的养分并带走代谢废物，减轻因血液循环不畅而产生的疼痛。同时，运动训练可以防止肌肉萎缩和关节挛缩，增强肌肉力量，使肢体功能得到恢复。肌肉力量变强能更好地支撑身体，减少因肢体无力而产生的疼痛。此外，运动训练能够分散患者对疼痛的注意力，改善情绪状态，因为疼痛易使患者产生焦虑、抑郁等负面情绪，这些情绪会进一步加重疼痛感。运动能使患者专注于训练动作，在一定程度上产生成就感，缓解心理压力，减轻对疼痛的感知。

（4）保持瘫痪肢体的柔韧性。采取被动活动时应具有针对性，防止肌肉、肌腱、韧带萎缩。被动活动不是抗阻力训练，其目的是通过多维度、轻柔活动偏瘫肢体的方式维持关节的灵活性，预防挛缩。如果患侧肩膀、手臂持续疼痛，适度地活动手、肩、腕会在一定程度上减轻疼痛。而不恰当的活动会导致损伤，使疼痛加重。照护者不要经患侧胳膊抬扶患者，这也会引发患者疼痛。如疼痛加剧，尤其是突发性疼痛需及时告知医生。

5.7 睡眠障碍

睡眠质量对脑血管健康有着深远的影响,睡眠问题可能导致或加剧脑血管疾病。睡眠障碍是脑卒中患者常见症状,睡眠质量的好坏直接关系到患者康复质量及照护者的压力负担。睡眠障碍不单指睡眠时间不足,还包括失眠症、睡眠呼吸暂停综合征、发作性睡病、不宁腿综合征(RLS)和周期性肢体运动障碍(PLMD)等。例如,患者白天嗜睡可能是大脑功能受损,也可能是睡眠呼吸暂停综合征,需要严肃对待,及时就医。

睡眠障碍的表现

(1)对血压的影响。睡眠期间血压会自然下降,这个过程被称为"夜间血压降低",是正常的生理现象。持续的睡眠问题,如失眠或早醒,会干扰这一过程,导致夜间血压升高,增加患心脑血管疾病的风险。

(2)炎症反应。失眠患者的白细胞介素-6(IL-6)和肿瘤坏死因子-α(TNF-α)水平显著升高,提示身体可能正处于急性或慢性炎症状态,而这也增加了心血管疾病(特别是动脉粥样硬化和心肌梗死)的发生风险。

(3)心律失常。发生在夜间的睡眠呼吸暂停综合征与心律失常有较大关联,增加了房颤发生的概率(研究表明,睡眠呼吸暂停综合征患者房颤风险增加2~3倍),继而也会增加脑卒中的风险。

(4)代谢问题。受炎症因子干扰,睡眠不足加剧了2型糖尿病风险。同时,睡眠不足与非酒精性脂肪肝病也有一定的相关性。

睡眠误区

(1)睡得越多越好。**错!** 许多人认为脑卒中患者应该多休息,睡眠时间越长越好,但实际上睡眠过多(通常指超过9小时)会增加糖尿病、心脏病和抑郁症的风险。成人睡眠时长以7~9小时为宜,但存在需求差异,需结合个体的生物节律、代谢状态及健康状况动态调整。

（2）酒精助眠。**错！**虽然酒精可以帮助人们更快入睡，但实际上它扰乱了睡眠周期，导致人们在睡眠的后半程频繁觉醒，降低了睡眠质量。

（3）睡不着也要躺在床上。**错！**若卧床后30分钟内未能入睡，持续停留在睡眠环境中可能加剧失眠的心理暗示。研究显示，睡眠驱动信号与特定环境（如卧室、床铺）的关联性可通过行为强化建立，此时建议暂时离开床铺进行低刺激活动（如阅读、冥想），待困倦感自然出现时再返回卧室尝试入睡。

（4）看电视有助于入睡。**错！**褪黑素是人体分泌的昼夜节律调节激素，被称为"睡眠激素"，对改善睡眠障碍有一定的作用，而电视或手机等设备发出的蓝光会抑制褪黑素分泌，干扰睡眠。

改善睡眠的方法

（1）确保睡眠环境舒适、安全是非常重要的。房间内应保持适当的温度，确保卧室安静、黑暗，尽量减少噪声和光线干扰。同时，留意床铺和枕头的舒适度。放松的音乐或使用香薰可以帮助患者放松身心，更快进入睡眠状态。如果觉得眼皮沉重，直接上床睡觉，不要窝在沙发里睡。

（2）日间活动。保持适当的日间活动可以帮助改善夜间睡眠质量。让患者参与轻度体力活动、社交互动和认知刺激的活动，可以帮助他们提高白天的清醒程度。如进行简单的散步、拼图游戏或与亲友交谈等。适度的体育锻炼可以促进睡眠，但应避免在晚上进行剧烈运动。

（3）规律的睡眠时间。让患者每天都按照相同的时间上床睡觉和起床。这有助于调整生物钟，提高睡眠质量。

（4）避免午睡时间过长。短暂的午睡有助于提高白天的精力，但应避免时间过晚、过长的午睡（超过1小时），以免影响夜间睡眠。

（5）饮食和饮水。避免晚餐过晚或过饱，适当控制晚间饮水量，以减少夜间起床上厕所的次数。避免摄入刺激性物质（如咖啡因、尼古丁、酒精）及食物（如辛辣食品）。

（6）健康监测。前列腺问题、心脏病或糖尿病可能会影响睡眠。定期体检并对这些疾病加以管理，可以帮助改善睡眠质量。

（7）放松练习。如深呼吸、渐进性肌肉松弛等有助于减轻焦虑和紧张情绪，促进入睡。

通过管理日间活动、调整作息规律和使用非药物治疗方法，可以改善患者的睡眠质量。但对于严重的睡眠问题，还应咨询睡眠方向的专科医生。

5.8 卒中后能重返工作岗位吗？

能否重返工作岗位受多方面因素影响，需要全面评估脑卒中后遗症与工作能力的适配性。以偏瘫患者为例，由于躯体功能受限，往往难以胜任重体力劳动。研究显示，脑卒中患者康复后重返工作岗位的可能性随着时间的推移而增加，脑卒中6个月后重返工作岗位的比例为41%，1年后为53%，2~4年后为66%。青年脑卒中患者重返工作岗位的比例通常高于老年患者。

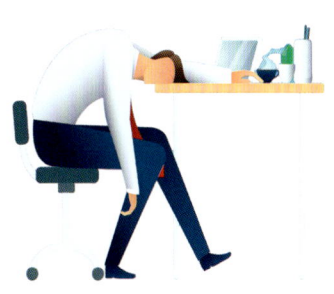

若不能重返工作岗位怎么办？

工作并非生活的全部，离开工作岗位后你会发现那些曾经被忙碌工作遮蔽的生活片段，如家人的温暖陪伴、个人的兴趣爱好，乃至内心深处的宁静角落，都在这一刻逐渐清晰，生命的丰富维度正于此缓缓展开。

※ 调整过高的期望，摒弃逞强好胜之心，防止眼高手低，以务实的态度确立重返工作的目标。可以从给同事打下手这类基础工作做起，同时明确在工作中遭遇问题时的求助对象，稳步迈出重返职场的步伐。

※ 克服消极情绪，直面内心恐惧。积极转变思维，控制自身情绪，让自己保持良好的心态。

※ 主动进行与岗位相关的康复功能评定。寻找提高能力的策略，强化职业能力，接受再培训，逐步恢复职业角色。

※ 接纳自我。当确定无法重返工作岗位时，请正视自己，接受自己的不完美，不要自责或批判自己。

PART 6 坚持肢体康复

坚持康复训练不仅是为了恢复身体健康，更是为了重拾生活的希望与尊严。本章内容是"2.6 康复何时开始？"的延续，旨在向患者及家属介绍在非医院环境下如何做有效的肢体康复训练。同时，建议患者充分利用日常生活动作进行锻炼，如手指不灵活的患者可以做捡拾花生等小件物品、系衣服扣子及抓握物品等练习，这都有助于患者手功能的恢复。

训练计划因人而异。康复师应充分考虑患者的年龄、性别、体能、疾病的严重程度，为其选择合适的运动方式（持续时间、运动频度）。例如，瘫痪患者的肌力训练应从助力活动开始，逐步加入抗阻力训练，并鼓励其主动活动。当肌力小于 2 级时，选择助力活动；当肌力达到 3 级时，可训练患肢独立完成适合的关节活动；肌力达到 4 级时应给予渐进式抗阻力训练。训练前患者应做好相应准备（衣着、管路等）。训练过程中康复师需分步骤解释动作的内涵与要求，并观察患者执行情况，尤其注意重要体征和有无不适。如有疼痛应立即改变治疗方案或调整动作强度，严禁用力伸拉。此外，需做好保护或辅助，并逐步过渡到患者独立训练。

出院后的康复训练也需要制订方案、监测与定期评估，患者和家属掌握正确的康复训练技巧和记录康复反馈对病情的恢复至关重要。总而言之，无论是住院期间还是出院后在家，都需要根据每一阶段的具体情况制订个性化的康复计划。康复训练不可半途而废。患者不能只被动地接受康复或只做助力活动，应积极地参与到康复训练中，以提高康复效果。此外，家属需做好保护工作，避免发生意外。

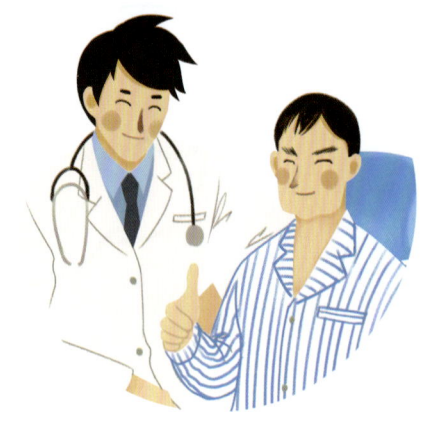

6.1 正确的姿势事半功倍

对于偏瘫患者来说，疾病导致了一侧肢体的活动障碍，一旦病情趋于稳定，就需要开始进行卧姿和坐姿的康复，做到"坐有坐姿，卧有卧姿"！当患者处于坐位时，需保证所坐的椅子稳固且舒适。落座后，应使身体重量均匀地分摊于臀部，同时将双脚平稳地放置在地板上。

良肢位是从治疗的角度出发而采取的一种临时性体位，通过使身体处于特定体位或姿势以维持肢体的良好功能。正确的良肢位可以预防身体出现痉挛和畸形，降低并发症和继发性损害的发生风险，它是康复治疗中很重要的一环，需要家属和陪护人员密切配合。

脑卒中偏瘫患者常见的错误体位

①肩部下沉（肩部下方悬空无支撑物）和肩关节外展；②前臂旋前或旋后；③腕关节掌屈；④手指内收屈曲；⑤患侧骨盆向后方旋转；⑥下肢外旋、髋和膝关节伸展；⑦踝关节跖屈。

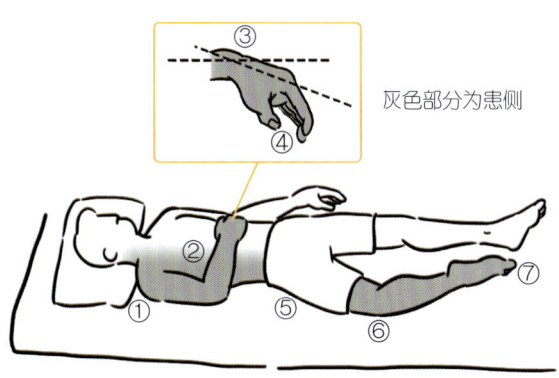

常见的错误姿势

正确良肢位摆放方法

在患侧肩下放置软枕,上肢稍外展置于枕上,肘、腕关节伸直。腕关节背伸,手指自然伸直。在患侧臀部和大腿下放置软垫,保持骨盆前伸,防止外旋。

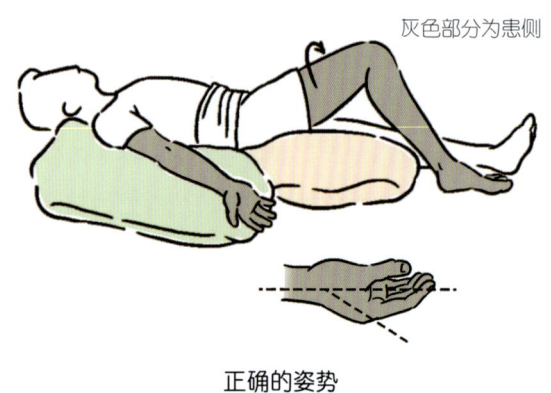

灰色部分为患侧

正确的姿势

(1)患侧卧位:患侧贴近床面(图6-1-1)。

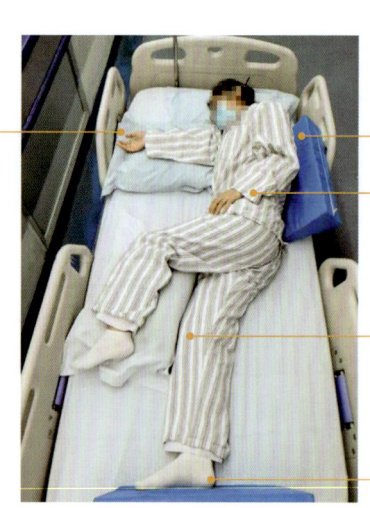

患肩轻缓拉出,患侧上肢与躯干成90°,肘关节伸展,掌心向上

背部垫翻身垫

健侧上肢放在胸前或身上

患侧下肢伸展,膝关节微屈,下肢成迈步位,并放置在软枕上

防止足下垂

图6-1-1 患侧卧位

（2）健侧卧位：健侧贴近床面，该体位有利于患侧的血液循环，可减轻患侧肢体的痉挛（图 6-1-2）。

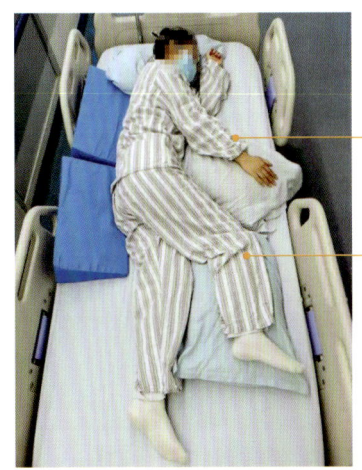

患侧上肢前伸，用软枕垫起，肩胛骨处于伸展位，肘关节、腕关节、手指伸展

患侧下肢屈髋屈膝，膝关节内侧至足部垫软枕，避免足内翻及足下垂

图 6-1-2　健侧卧位

（3）仰卧位：如图 6-1-3 所示。

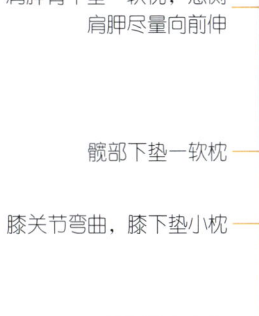
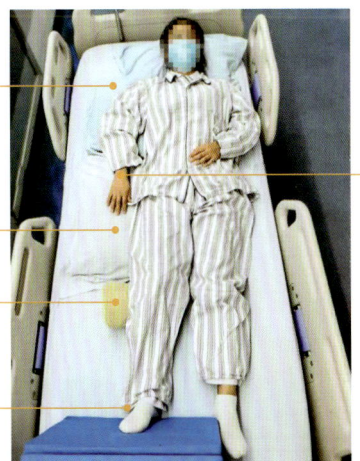
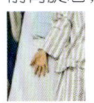

肩胛骨下垫一软枕，患侧肩胛尽量向前伸

髋部下垫一软枕

膝关节弯曲，膝下垫小枕

足保持中立位

肘关节、腕关节伸展，前臂旋前，掌心向下（或前臂旋后，掌心向上）

图 6-1-3　仰卧位

(4)坐轮椅时：如图 6-1-4 所示。

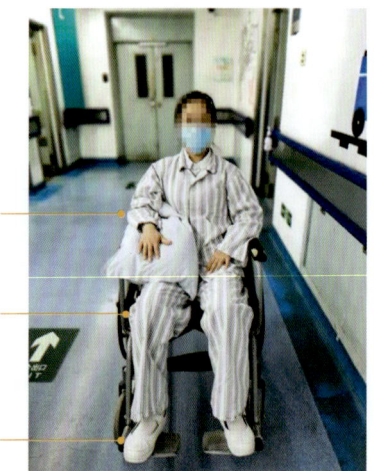

患侧上肢垫软枕，前臂旋前，掌心向下，手指伸展

患侧膝盖内收，垫子倚住膝盖，防止外展

患侧足部踩在轮椅脚蹬处

图 6-1-4　坐轮椅

(5)坐位时：如图 6-1-5 所示。

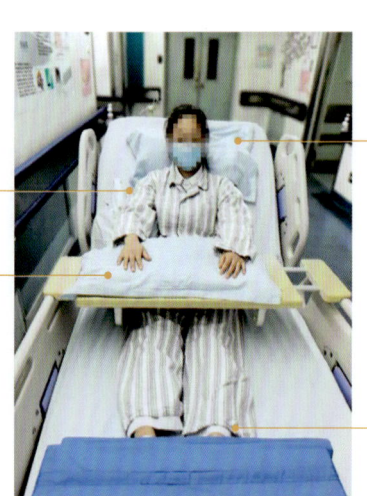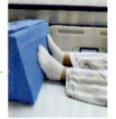

患侧肩下垫一软枕

床上放置小桌，桌上置枕头，双上肢前伸放置在桌子的枕头上

头部必要时用枕头支撑

足保持中立位

图 6-1-5　坐位

注意事项

（1）良肢位摆放务必正确，注意床上卫生，定期清洗床单被套，使患者处于舒适、洁净、安全的环境。

（2）仰卧位受紧张性颈反射和迷路反射的影响容易出现姿势异常的情况，因此不建议让患者长期处于该体位。

（3）患侧卧位有助于增加患者对偏瘫一侧肢体的感受，通过牵拉动作防止患侧痉挛。

（4）定时变换体位，任何一种体位均不可超过2小时，以防止褥疮的发生。变换体位时动作要轻柔，切勿拖拉患侧肢体，尤其是肩关节，以免造成二次伤害。

6.2 轻度功能障碍患者的肢体康复

出院前，医生会对患者进行综合评估。改良 Rankin 量表（mRS）是国际上通用的评估脑卒中患者神经功能恢复状况的工具，是对患者独立生活能力的评估。该量表通过对身体功能、活动能力和日常生活参与能力的评估，将患者的神经功能恢复状况分为不同的级别。mRS 评分等级标准为 6 级，0 代表无症状，5 代表严重残障。

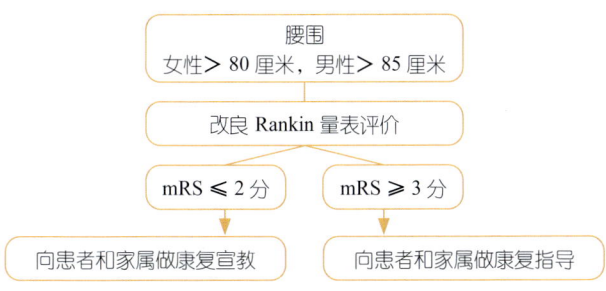

腹型肥胖与 mRS 评分等级的关系

mRS 评分 ≤ 2 分为轻度功能障碍。0 分代表完全无症状；1 分代表尽管有症状，但无明显功能障碍，能独自完成所有日常活动；2 分代表轻度残障，患者不能完成所有患病前所从事的活动，但能处理个人事务且无须过多帮助。虽然这些患者的症状相对较轻，但也需坚持肢体康复训练。

下文详细介绍了 10 个适合轻度功能障碍患者的康复训练动作。图中灰色部分为患侧。

练习 1：加强肩膀肌肉的力量训练，达到稳定肩部的目的

※ 平躺，双臂伸直放在身体两侧。

※ 抬起患侧上肢，与肩同宽，保持手臂伸直。

※ 用手指向天花板，使肩膀抬离地板。

※ 坚持 3~5 秒后放松，肩膀下沉，将患侧手臂放回地面。

※ 缓慢重复上述动作数次。

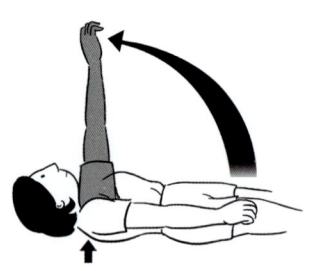

练习 2：加强肩部肌肉力量的同时强化肘部关节肌肉

※ 准备一条弹力带，双手抓住弹力带的两端。

※ 预备姿势：平躺，双手同时放在健侧臀部附近，并尽可能地伸直双肘。

※ 举起患侧手臂到达头部上方，拉紧弹力带，手肘始终保持伸直状态。健侧手臂保持稳定不动。

※ 通过拉伸弹力带，提供一定的阻力。

! 注意：若很难保持肘部伸直，也可适当弯曲肘部。

PART 6　坚持肢体康复

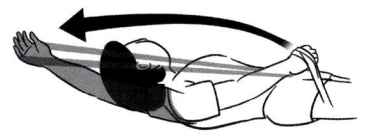

练习3：屈伸肘部强化关节肌肉

※ 平躺，双臂伸直放在身体两侧。将毛巾卷起垫在患侧肘部下方。

※ 屈曲患侧肘部，手移向肩膀，坚持数秒后，手放回身体一侧。

※ 缓慢重复数次。

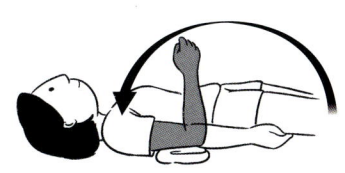

练习4：提高臀部控制力，为行走做准备

※ 预备姿势：将健侧腿平放在地板上，屈曲患侧腿。

※ 抬起患侧足，将患侧腿搭在健侧大腿上。

※ 抬起患侧足，患侧腿回到预备姿势。

※ 重复搭腿、放腿动作数次。

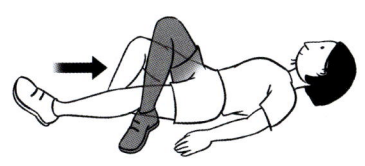

练习5：强化臀部和膝部的控制力，为行走做准备

※ 预备姿势：双膝弯曲，双脚平放在地板上。

※ 患侧腿的后脚跟缓慢地沿着地板滑动，伸直。保持数秒后屈膝，回到初始位置。整个过程中，始终保持后脚跟与地板接触。

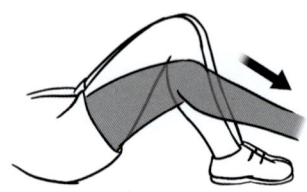

练习6：提高膝盖活动时的控制力，为行走做准备

※ 预备姿势：平躺，向健侧翻身，健侧膝盖屈曲，贴紧地面，并保持稳定。患侧腿伸直。

※ 屈曲患侧腿，尽量将后脚跟向臀部靠拢，保持数秒后，伸直。

※ 始终保持臀部放松，缓慢重复数次。

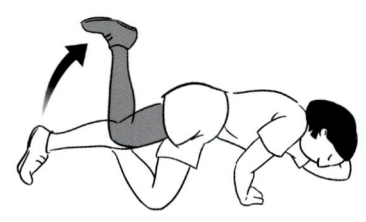

练习7：强化身体的移动能力，为日后使用器械辅助行走做准备

※ 预备姿势：双膝屈曲，双足平放在地板上，保持双膝并拢。

※ 将臀部从地板上抬起，保持臀部悬起。

※ 缓慢来回扭动臀部数次后，臀部下落，回到预备姿势。

※ 缓慢重复数次。

! 注意：若感到背部疼痛或其他不适，请立即停止。

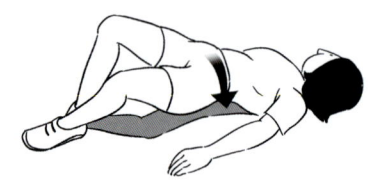

练习 8：提升平衡能力，为行走做准备

※ 预备姿势：双手支撑、双膝跪地，将身体的重量均匀地分布到四肢，手肘可以略微弯曲。

※ 身体沿对角方向晃动（右上至左下或左上至右下），向后时，臀部尽量靠近脚后跟；向前时，肩膀尽量靠近手部。

※ 做完一组对角线动作，恢复为预备姿势，再做另一组对角线动作。尽量保持在同一直线上晃动。

※ 缓慢重复数次，尽可能使身体晃动到最大范围。

❗ 注意：为安全起见，需家属或照护者在旁边监护，以防患者失去平衡。此练习不适合老年脑卒中患者。

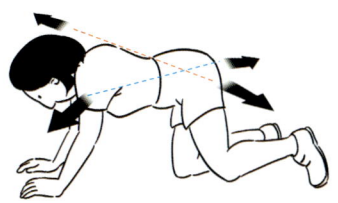

练习 9：加强身体重心的适度移动和膝盖控制能力，有利于行走

※ 预备姿势：站立，健侧倚靠桌台或其他固定平台，健侧上肢放在台面上，辅助支撑身体。

※ 抬起健侧脚离开地面，只用患侧腿站立。

※ 缓慢弯曲患侧膝盖，训练患侧的腿部力量，坚持数秒后伸直。整个过程尽量缓慢、自如，患侧膝盖不要猛地打弯或突然直立。

※ 重复练习数次。

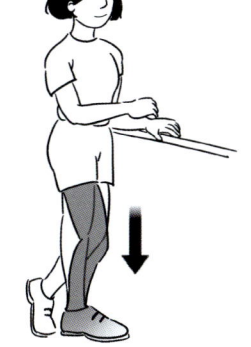

练习 10：加强身体重心的适度移动，提升臀部和骨盆的肌肉力量

※ 预备姿势：站立，身体面对桌台或其他固定平台，双手放在台面上作为支点。

※ 将身体的重心放在右腿上，做左踢腿。保持背部和膝盖伸直。

※ 回到预备姿势，双脚站立。

※ 再将身体的重心放在左腿上，做右踢腿。保持背部和膝盖伸直。

※ 交替踢腿，重复数次。

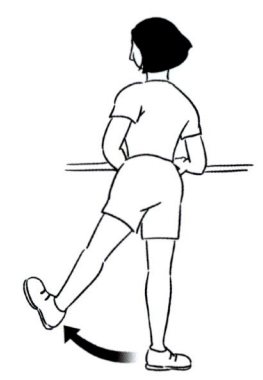

6.3 中度功能障碍患者的肢体康复

mRS 评分 3 分代表中度功能障碍，即患者需要帮助，但行走时不需要协助。患者的症状较轻度功能障碍更为明显和严重，对患者的生活影响也更大。因此，更需加强肢体康复训练。

下文详细介绍了 8 个适合中度功能障碍患者的康复训练动作。图中灰色部分为动作终点。

练习 1：强化肩部活动能力，预防肩部僵硬性疼痛

※ 预备姿势：平躺在硬板床上，双手交叉放在肚子上。

※ 将两只胳膊同时慢慢抬起，与肩平行，保持肘部伸直，坚持数秒。

※ 双手落下，回到预备姿势。

※ 每日训练数次。

! 注意：可先在无疼痛范围内活动，并逐渐扩大到能忍受的疼痛范围。不要强忍疼痛和用力过猛。

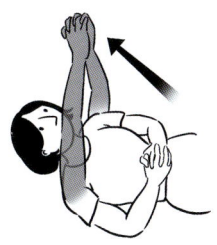

练习 2：维持肩部的活动功能（该练习对翻身困难的患者很有帮助）

※ 预备姿势：平躺在硬板床上，双手交叉，放在肚子上。

※ 将两只胳膊同时慢慢抬起，与胸部垂直，保持肘部伸直。

※ 双手始终交叉握紧，不要分开。缓慢将双手移动到身体一侧，坚持数秒后再移动到身体另一侧。

※ 完成数组后，屈曲肘部，回到预备姿势。

! 注意：在肩部能忍受的范围内活动；不要强忍疼痛。

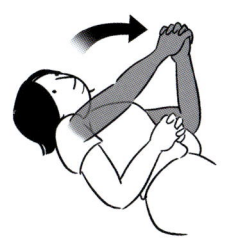

练习3：促进骨盆、臀部和膝盖活动，有助于翻身，减少僵硬感

※ 预备姿势：平躺在硬板床上，双手交叉，放在肚子上。双膝弯曲，将双脚平放在地板上。

※ 双膝并拢，缓慢地转动腰部，将双膝倒至身体右侧，尽量将膝盖贴近地板，坚持数秒，回到预备姿势。

※ 双膝并拢，缓慢地转动腰部，再将双膝倒至身体左侧，尽量将膝盖贴近地板，坚持数秒，回到预备姿势。

※ 两侧为一组，重复练习若干组。

! 注意：家属或照护者可给予协助或口头提醒。在练习过程中保持双膝并拢，后背始终贴于地板，不要扭动后背。

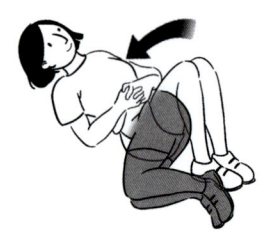

练习4：强化臀部和膝盖，有助于行走（适合已经可以从床上坐起并移至床旁的患者）

※ 预备姿势：身体保持健侧卧位，双腿并拢。

※ 弯曲患侧膝盖，尽量贴近胸部。屈膝、伸直患侧腿，反复做这个动作。

※ 重复练习数组。

! 注意：家属或照护者可协助患者移动患侧腿。

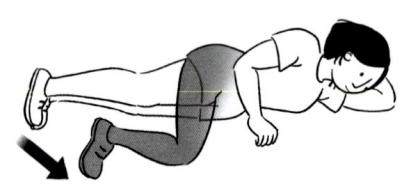

PART 6　坚持肢体康复

练习5：强化伸直肘部时的肌肉力量，有助于坐起

※ 预备姿势：坐在硬垫子或硬沙发上，将患侧前臂平放在垫子上，掌心向下。必要时可在肘部下方垫个硬枕头，起到支撑和保护的作用。

※ 将身体重心缓慢地移到弯曲的肘部上，并保持平衡。

※ 渐渐伸直患侧肘部，用掌心支撑住身体，尽量使身体坐直，坚持数秒。

※ 缓慢弯曲肘部，回到患侧前臂支撑位。

※ 练习过程中，请家属或照护者做好监护，避免患者突然跌倒。

※ 患侧和健侧上肢交替，缓慢、有节律地进行（完全弯曲、完全伸直）。

! 注意：肩部不稳定和（或）肘部力量不足以支撑身体重量时，不要做此项练习。

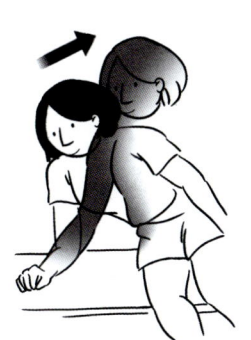

双侧训练，效果增倍！

发生脑卒中后，患侧肢体会出现肌肉无力、关节活动受限等情况。双侧训练可以增强患侧肱三头肌力量，提升肘关节的灵活度，有助于恢复上肢的运动功能（改善抓握、伸展等），对患者自行饮食、穿衣等日常活动也很有帮助。同时，建议对健侧肘部进行肌肉力量训练。一方面，健侧的训练可以维持其正常的肌肉力量和关节活动范围，防止因过度关注患侧而忽略健侧。另一方面，双侧同时训练有助于大脑双侧半球被同时激活，促进神经可塑性，对患侧肢体的康复产生积极的推动作用。但在训练强度上，可根据患者患侧和健侧的实际情况进行适当的调整。

练习 6：行走准备练习（该练习可以减少身体僵硬状态，加强身体扭转能力，有利于行走）

※ 预备姿势：坐在牢靠的椅子上（也可坐在硬垫子、硬沙发或轮椅上），双足平放在地板上。

※ 双手交叉，放于身体前方。

※ 双臂伸直，慢慢弯腰，将双手移向右脚方向。

※ 慢慢将身体挺直，转为坐位。延展身体，将双手抬起，移动到身体左侧肩膀的延长线方向。肘部始终保持伸直。

※ 交替该动作，即双手移向左脚，保持数秒后，将双手抬向右肩方向。

※ 重复练习若干组。

! 注意：适合能自主保持坐位且平衡能力较好的患者。若平衡力不佳，则需家属或照护者站在患者前方监护和指导动作。

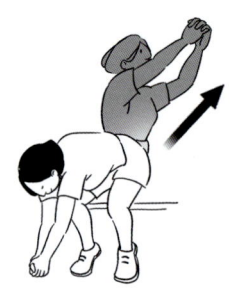

练习 7：从坐位到站立位的力量练习

※ 预备姿势：坐在椅子上，椅子靠墙，避免椅子滑动。

※ 双手交叉，向前伸探。

※ 双脚稍稍分开，臀部置于椅子边缘，身体前倾，慢慢站起，臀部微微离开椅子即可，坚持数秒后，慢慢坐回到椅子上。

! 注意：该练习为渐进性练习，通过训练，患者最终可实现自主站起并坐回。必要时，需家属或照护者在旁监护。

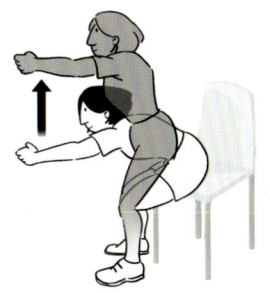

练习 8：强化脚踝、腰部、肘部力量，有利于行走

※ 预备姿势：身体离墙面一臂间隔站立，伸直膝盖，双足稍稍分开，将身体的重量均匀地分布在双足上。

※ 双臂伸直，双手手掌面向墙面、撑住，健侧手协助患侧手在胸部水平位置做推墙动作。

※ 慢慢弯曲肘部，使身体靠近墙面。保持后脚跟不动，双足始终放在地板上，达到牵拉下肢的目的。坚持数秒。

※ 伸直肘部，回到预备姿势。

! 注意：若患侧上肢活动严重受限，不要做此项练习。

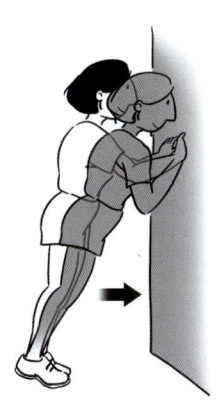

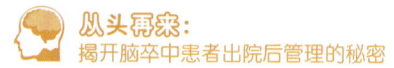

6.4 卒中后运动

2021年美国心脏协会和美国卒中协会发布的卒中与短暂性脑缺血发作患者卒中预防指南建议，能够进行体育锻炼的缺血性脑卒中或TIA患者，每周应至少进行4次10分钟以上的中等强度有氧运动，或每周2次20分钟以上的高强度有氧运动，以降低复发性脑卒中、心肌梗死或其他心血管复合终点事件的风险。而行动不便的患者，建议减少久坐的时间，每30分钟站立3分钟或尝试进行少量运动。

运动的强度要与当时的自身体能水平相匹配，在此基础上逐渐提高强度。运动时先增加运动的频率（每周运动的天数），再增加运动的持续时间和强度（运动的剧烈程度）。选择自己喜欢的运动，这样才能坚持下去。脑卒中基本康复的患者可以根据自身情况进行适度的快走、慢跑、骑车、游泳、挥拍运动或者其他运动（每天30~60分钟），每周锻炼4~7天。高危患者（如残障或心脏病患者）需要在医疗监护下进行训练。

需要强调的是，运动是较康复训练强度更高、锻炼范围更全面的肢体活动，因此，如果患者正在做肢体康复训练，建议先不要进行运动训练，或先咨询医生或康复师。

运动时间可以选择在两顿饭之间，如上午10点或下午3点。这个时间段运动既不会影响消化，也不容易出现低血糖，过程中不容易受到干扰，更有利于形成运动习惯。运动过程中会感觉有点费力，心跳和呼吸有所加快，微微出汗，可以正常说话，但是不能唱歌；运动后没有任何不适，只是感觉身心愉悦，这就是比较合适的运动量。

如果出现任何不适，如头痛、头晕、胸痛、胸闷、气短、面色苍白、浑身冷汗、过度疲劳、严重的关节或肌肉疼痛、关节肿胀等情况，应该立刻停止运动，原地休息，必要时及时服药。如果症状未能缓解，应尽快就医。

适当的有氧运动有助于病情的恢复，即使是合并冠心病的房颤患者也可以结合自身情况，适度参加有氧运动，如慢跑、散步、打太极拳。而轻型脑卒中且未遗留明显后遗症的患者则可以进行适量的有氧运动。

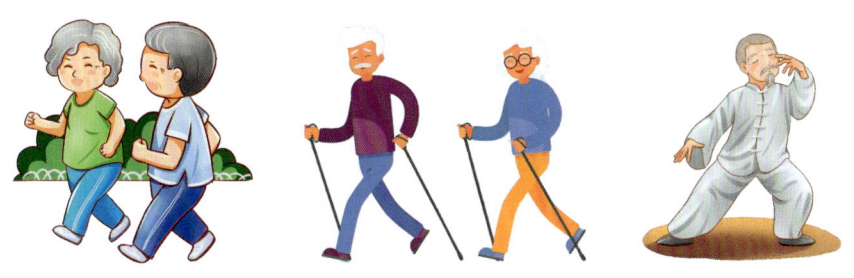

| 慢跑 | 散步 | 打太极 |

肌肉锻炼

脑卒中患者可选择性地对主要肌群和辅助肌群进行锻炼，每组动作都可以独立进行。锻炼示意图见图 6-4-1。

抗阻力训练（无氧运动或力量训练）

抗阻力训练可以减缓肌肉质量、力量和功能的下降速度或衰老速度，改善血压、血糖和血脂指标，消除外周动脉疾病患者的腿部缺血症状。脑卒中患者做抗阻力训练前需先咨询医生，一般推荐采用较低强度但较高频次的训练方式，最大程度地降低运动风险，从训练中获益。抗阻力训练同样也有一些禁忌证，切忌盲目训练（表 6-4-1）。

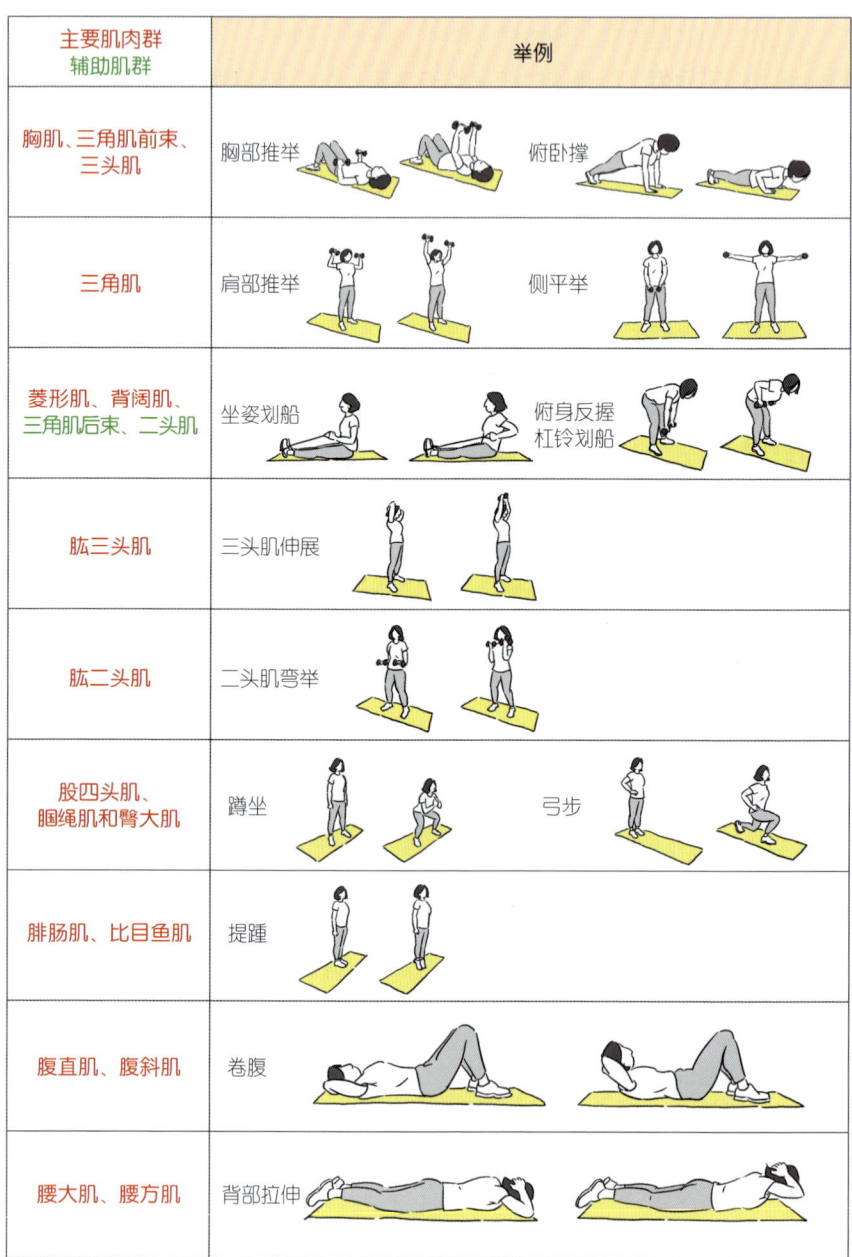

图 6-4-1　脑卒中患者肌肉锻炼示意图

表 6-4-1 抗阻力训练的禁忌证

绝对禁忌证	相对禁忌证
不稳定型冠心病	安装除颤器或起搏器
失代偿性心力衰竭	糖尿病
未控制的心房和（或）心室性心律失常	控制的高血压
严重肺动脉高压（平均肺动脉压＞55 mmHg）	肌肉骨骼状况或限制
严重症状性主动脉狭窄	
急性心肌炎、心内膜炎或心包炎、未控制的高血压（＞180/110 mmHg）	
主动脉夹层	
活动性增殖性视网膜病变、中重度非增殖性糖尿病视网膜病变患者禁高强度抗阻训练	

健康加油站

脑卒中患者独自行走的 3 个前提

这 3 个前提缺一不可：

力量。患者的躯干和至少一条腿同时具备足够的力量。健侧胳膊必须能支撑拐杖，使自己保持平衡。

感觉。患者必须有足够的感觉能力，尤其是空间感觉能力。走路时，患者必须能说出腿的位置，知道物体的远近。

视力。患者必须能清楚地看见自身所处的位置。

PART 7 什么时候需要紧急就医？

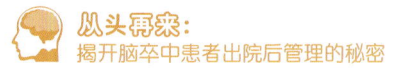

7.1 脑卒中复发了

脑卒中的复发概率很高，特别是在首次发作后第1年内。但每位患者的复发危险程度是不同的。在遵医嘱的前提下，通过药物或手术治疗、改善生活方式、及时并坚持康复等方式，都可以降低脑卒中的复发概率。

复发时的症状与首发时可能是相似的，如剧烈头痛、严重眩晕、一侧肢体麻木、言语不清、口角歪斜等。如果出现以下任何一种症状，请立即就医！

※ 单眼或双眼视物模糊不清或视物成双。

※ 言语笨拙或理解言语困难。

※ 肢体麻木、无力（尤其是一侧身体）、行走困难。

※ 头晕目眩、头痛、恶心呕吐、失去平衡或协调能力，严重者出现意识不清。

目前，"FAST"是世界范围内广泛推广的脑卒中快速识别工具，适用于大众和医护人员对疑似脑卒中患者的初步筛查。

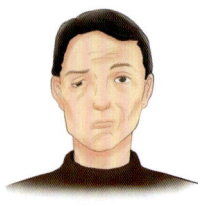

Face is uneven
面瘫/口角歪斜

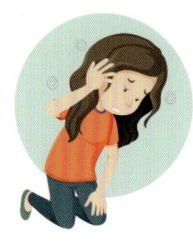

Arm is weak
肢体无力

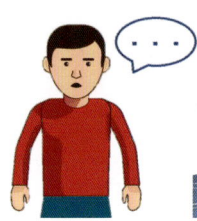

Speech is strange
言语不清

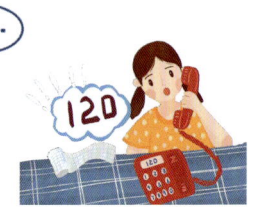

Time to call 120
迅速求救

7.2 血压过高或过低

脑卒中伴高血压患者如果血压稳定，可以每周测量 1~2 次，如果不稳定，则需要每天测量 3 次。如果血压只是轻微升高，可先自行寻找原因，如"测量是否准确？""夜间睡眠欠佳？""近期心情不好、劳累或紧张过度？""疾病导致的血压波动？""漏服降压药？"如果实在找不到原因，需及时就医，将血压控制在正常范围。就诊时务必将正在服用的药品清单（手机拍照或携带药盒）和家庭血压记录表等所有用药记录、监测数据和相关资料带齐，这可以协助医生快速评估情况并做出诊断。此外，也请认真对待医生提出的改变饮食习惯、缓解精神压力、适当休息或锻炼等生活方式的建议。

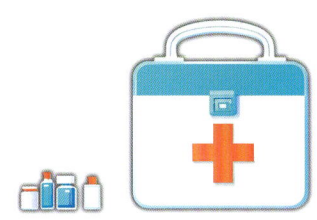

血压过高的表现：收缩压超过平时的 20 mmHg 和（或）舒张压超过平时的 10 mmHg，同时伴有头痛、眩晕、恶心、心慌、胸闷等不适。

而血压过低也是非常危险的，容易被忽略，会被患者误认为是血压管理得好的表现。表 7-2-1 是发生低血压的原因和改善建议。

表 7-2-1 发生低血压怎么办？

低血压原因	如何改善
血容量不足	积极补充水、盐
餐后发生低血压	餐前饮水 300～500 毫升 低碳水化合物饮食，避免高糖 适量蛋白质，避免高蛋白饮食 少食多餐，避免一次进餐过多 避免进食时饮酒 避免在血液透析期间进食 无体位性低血压者餐后适当散步 合并体位性低血压者餐后平卧 两餐之间服用降压药物
自主神经调节不及时	缓慢调整体位
出现增加胸腔内压的动作，减少了静脉回心血量，心脏排血量降低	避免过度用力动作、用力咳嗽、吸烟者需戒烟
突然直立时出现低血压	避免卧位过久，适当活动
做物理性对抗动作时，周围血液灌注减少，静脉回心血量增加	避免双腿交叉、弯腰及紧绷肌肉
外周血量（下肢和内脏循环）减少	穿弹力袜和使用腹带
降压药物过量	遵医嘱减量或停用降压药，可使卧位血压略高，减少直立时低血压
压力性利尿	抬高床头 10°～20°，白天坐位时选择斜靠椅
夏季潮湿炎热环境引起血管舒张，加重体位性低血压	避免潮湿、炎热环境

无论是血压过高还是过低，一旦与平时表现不同且无法自行改善，都不要犹豫，请立即就医！

7.3 血糖过高或过低

脑卒中伴糖尿病患者请认真听从医生的建议，仔细调整饮食结构，必要时与医生一起制订适合的营养计划，积极改善不良生活方式，按时服用降糖药，控制血糖。

对未达到治疗目标、频繁（严重）低血糖或高血糖，以及健康状况发生变化的患者，建议每 3 个月评估一次血糖。医生可依据专业判断，并结合患者情况，将 HbA1c 安全地控制在 7% 以下，且不影响其他治疗的开展。

（1）血糖过高（高血糖）

高血糖的表现：口干口渴、多尿、困倦、虚弱无力、意识不清、昏迷、低血压甚至休克、呼吸深且快、呼气有水果味。

有的患者空腹血糖控制得较好，但餐后血糖总是很高。原因可能是：

①吃饭速度太快。快速进食会导致食物在口腔内停留时间缩短，咀嚼不充分，而淀粉类食物在这种情况下会迅速地转化为葡萄糖，进而快速进入血液中。此外，进食过快还会导致餐后胰岛素反应不及时，增加胰岛素抵抗的风险。

②运动不当。餐后没有适当进行运动，造成身体对葡萄糖的利用和消耗减少，无法有效降低餐后血糖。如果在餐后很长时间才进行运动，则可能错过降低餐后血糖的最佳时机，导致餐后血糖控制不佳。

③餐后立即吃水果。水果富含果糖，而果糖无须依赖胰岛素即可直接进入肝脏。此外，果糖和正餐中的碳水化合物会导致双重升糖负荷。有研究显示，糖尿病患者餐后立即进食水果会使 HbA1c 水平平均升高 0.5%，不利于病情管理。如需可在两餐之间吃适量水果。

除了饮食，合并感染、自行减少或停止使用降糖药，也是血糖持续高位的原因。

餐后血糖升高，但血糖≤ 13.9 mmol/L 时，可以通过适当增加饮水量（非饮料）和运动量、减少下一餐主食量的方式来调整血糖，同时密切观察血糖值的变化。如果餐后血糖在 13.9 mmol/L ~ 16.7 mmol/L，建议到门诊就诊。如果餐后血糖＞ 16.7 mmol/L 或合并高血糖症状，请立即到急诊就诊。

（2）血糖过低

在一天当中的任意时间测量血糖时，脑卒中但无糖尿病的患者，血糖＜ 2.8 mmol/L 时即视为低血糖；脑卒中伴糖尿病患者，在接受降糖治疗期间，血糖＜ 3.9 mmol/L 则视为低血糖。低血糖的分类：

※ 无症状性低血糖：血糖≤ 3.9 mmol/L，无低血糖症状。

※ 症状性低血糖：血糖≤ 3.9 mmol/L，有低血糖症状。

※ 严重低血糖：需旁人帮助，常伴意识障碍。

低血糖的表现：心悸、脉搏快、出汗、面色苍白、皮肤又冷又湿；虚弱、四肢无力、头晕或饥饿；视物不清、嗜睡、烦躁、幻觉、注意力不集中和意识混乱；手足肌肉震颤、颤抖；反应水平下降并最终导致癫痫抽搐发作或昏迷无反应。

如果出现低血糖症状，应立即监测血糖。先请患者坐下，如果血糖≤ 3.9 mmol/L，应即刻摄入 15 克葡萄糖或 15 ~ 20 克糖类食品，如 2 ~ 5 片葡萄糖片、2 大块方糖或半杯橘子汁等。15 分钟后再次监测血糖。如果血糖值仍≤ 3.9 mmol/L，需再吃 15 克糖类食品，并在 15 分钟后做第三次血糖监测。注意避免摄入高脂肪类的食物，如巧克力。如果患者在服用 α- 糖苷酶抑制剂期间发生低血糖，可以通过服用葡萄糖粉（片）缓解低血糖症状。当血糖＞ 3.9 mmol/L 且距离下一正餐时间≥ 1 小时，可进行一次加餐，如适量牛奶或无糖酸奶。需要注意的是，进食的前提是患者有意识且吞咽功能正常。如果患者的症状在 15 分钟内没有好转，或出现了重度低血糖、昏昏欲睡或意识混乱，甚至丧失意识或抽搐惊厥，则要紧急就医！

①低血糖的诱发因素

※ 胰岛素或口服降糖药的用法不当。

※ 未按时进食或进食量过少。

※ 呕吐、腹泻等胃肠道功能紊乱症状。

※ 运动量增加却未及时加餐。

※ 酒精摄入,尤其是空腹大量饮酒。

②如何预防低血糖

※ 制订个体化的血糖控制目标。将空腹血糖保持在 4.4 ~ 7.0 mmol/L、非空腹血糖 < 10.0 mmol/L 或 HbA1c < 7%。曾有严重低血糖史或有严重并发症者可适当放宽血糖控制目标,如 HbA1c < 8%。

※ 掌握低血糖相关知识,定期到医院复诊,根据病情变化及时调整治疗方案,避免因药物使用不当导致的低血糖。身边常备快速血糖监测仪。

※ 均衡的饮食和适量的运动。定时定量进餐,限制饮酒,尤其不能空腹饮酒。运动时间超过 1 小时要及时加餐。

※ 脑卒中伴糖尿病患者外出或运动时应携带糖果、饼干等食物。随身携带救助卡并放在容易找到的地方。

7.4 出血

脑卒中患者由于长期用药,特别是使用抗栓药物时,会有出血的情况,而内脏或脑出血危害极大,可导致严重后果。

(1)皮肤出血。如果是皮肤表面的轻微出血,小伤口通常表现为血液渗出或局部皮肤淤青。若伤口稍大,则可能出现持续性或间歇性的鲜红色血液

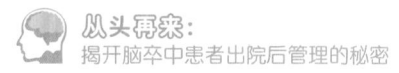

流出。而当伤口较深时,可能会因伤及动脉出现喷射状出血。

(2)鼻出血较为常见。轻者表现为从鼻腔内流出少量血液,但大多能自行止血;严重时血液会大量涌出,甚至从口腔中流出。

(3)口腔出血。牙龈出血表现为唾液中带有血丝或少量血液;若为口腔内部受伤或者其他病变导致的出血,则可能表现为大口吐血,血液颜色可能是鲜红色或暗红色,并可能伴有口腔疼痛。

(4)眼结膜出血患者的眼白部分(球结膜)出现片状或点状的红色出血。初期颜色鲜红,随着时间推移逐渐变为暗红色。这种出血通常不会影响视力(视觉清晰度)。部分患者可能伴有轻微的眼部不适,如异物感、烧灼感或痒感,但通常不会出现剧烈疼痛。

(5)消化道出血。少量出血可能仅在大便隐血试验中被发现。出血量增加时,大便会呈黑色、柏油样。如果出血急促且量大,则可能呕血。呕出的血液可能是鲜红色或暗红色,同时可能伴有腹痛、头晕、心慌等症状。

(6)泌尿系统出血。轻者尿液颜色可能会变为淡红色;重者会出现肉眼可见的血尿,尿液呈洗肉水色或血红色,有时可能会伴有尿道疼痛或肾区疼痛。

(7)颅内出血。轻微出血可能只有头痛、头晕等表现;严重时出现呕吐、意识障碍、肢体瘫痪、言语不清等症状。出现以下任一情况时,请立即就医!

※ 异常剧烈的头痛、呕吐、意识不清。

※ 面色苍白、视物模糊。

※ 咯血、大量鼻出血、呼吸急促。

※ 心脏不适。安静状态下心率 > 100 次/分或 < 50 次/分,同时伴有心脏不舒服、气短、脉搏减弱等症状。

※ 后背痛、双侧肢体麻木或无力。

※ 低血压。

7.5 心脏疾病

脑卒中患者如果出现以下心脏症状中的一种，务必立即就医。

（1）胸痛。胸痛是一个不容忽视的警示信号。如果出现压榨性、闷痛或紧缩感的胸痛，且疼痛感放射至颈部、下巴、肩膀、背部或手臂，若持续时间超过几分钟，则可能是心肌梗死的先兆。另外，胸痛还常伴有呼吸困难、头晕、恶心、呕吐等。

（2）心悸。心跳异常快速、剧烈或心跳不规律，如心跳有停顿感或乱跳，且这些症状持续得不到缓解，或同时伴有呼吸困难、胸痛、头晕、晕厥等。

（3）呼吸困难。在没有剧烈运动或其他明显诱因的情况下，突然出现严重的呼吸困难，仿佛胸部被重物压住，呼吸急促且困难，甚至需要坐起来或者站立才能稍微缓解（这种现象称为"端坐呼吸"），这可能是心力衰竭等严重心脏问题的征兆。

（4）头晕或晕厥。心脏问题会导致大脑供血不足，引起头晕（尤其是反复出现的头晕）或伴有心悸、胸痛、呼吸困难等症状，有的患者可能直接出现晕厥（意识丧失）。

PART 8 脑卒中患者该复查了

从头再来：
揭开脑卒中患者出院后管理的秘密

脑卒中的一大特点就是高复发，出院后并不意味着万事大吉，仍要定期、及时复查，尽可能避免复发，这是非常重要的！每次发病都会对脑部造成不可逆的损伤，而复发会造成更严重的伤害。复查时同样需要带齐所有正在服用的药品清单及各种日常监测记录等资料，包括对身体变化和心理感受的记录，这些看似细微的事项都是医生了解康复进展的重要信息，家属可以协助做出适当补充。即使患者感觉良好，也要定期随访和到医院复查。

8.1 准备工作

（1）提前预约挂号，最好能提前了解就诊医院的大致布局和就诊流程。

（2）就诊卡（使用新农合报销的患者需提前办理转诊，异地就医者需先办理异地医保备案及选点）或医保卡（就诊前需激活，最好提前开通电子医保码，当社保卡不能使用时可以扫码就医）、身份证、手机、消毒纸巾、水、口罩及个人所需物品（如携带糖或巧克力以应对突发的低血糖状况）。

（3）病历资料。无论治疗医院与复查医院是否为同一家，均建议携带：①住院时的病历、出院小结和出院诊断原件或复印件。②既往与脑卒中患病相关的所有影像和化验检查结果，如胸片（肺CT）、颈椎片、腰椎片、肿瘤标志物和骨密度等。

（4）服药记录。正在服用的药品清单（药品包装盒或把药品包装盒拍照保存在手机中）。很多药物有不同的商品名、规格、剂量区别很大，容易造成混淆。如果实在担心表述不清或记录有误，可带上药品包装盒。

（5）监测记录表。如血糖、血脂、血压的自我监测记录本等记录个人情况的资料。

（6）化验前的要求：脑卒中患者复查通常需要做血液检查，因此建议患者在复查前 3 天保持清淡饮食，不吃太油腻、高蛋白的食物，尽量不食用动物肝脏及动物血制品。复查前 1 天不做剧烈运动，保证充足睡眠，勿熬夜、饮酒。空腹抽血检查还需至少禁食 8 小时（以 12~14 小时为宜），但不要超过 16 小时，晚 12 点之后不要再进食，可以简单理解为复查前 1 天的晚餐后至复查当天抽血前不要进食。

（7）复查当天：

①建议在就诊前半小时到达诊室门口。

②抽血检查最好在上午 7~9 点，尽量不要超过 10 点。太晚抽血会因空腹时间过长，导致化验结果不准确，还容易引发低血糖。

③抽血前应禁水，但不是所有血液检查都需要空腹，请先咨询医生。如必须饮水服药，一般饮水量不要超过 100 毫升，饮水过多会稀释血液，同样导致结果不准确。

④降压药、心脏疾病药物可以照常服用，因为停药反而会发生危险。空腹服用降糖药会导致低血糖，一般不建议复查当天服用，具体要求需咨询医生。

⑤空腹（只针对需要做空腹抽血检查的患者）。

⑥穿宽松、容易脱下、袖口宽大的衣服。衣服上不要有金属扣或饰品，尽量选择低领或无领上衣，不化妆，不佩戴饰物。

⑦复查当天若出现发热、急性感染、需要接受其他手术等情况应及时告知医生。此外，怀孕、备孕、哺乳期女性也需在检查前先告知医生，以便医生根据情况判断是否安排放射线检查。

8.2 复查都会查什么？

复查是医生围绕着脑卒中患者的复发风险、危险因素控制情况、康复情况、全身各部位健康情况及用药安全进行的相关检查，这将有助于及时发现脑梗死和脑出血风险因素。一般遵循出院后 1 个月、3 个月、6 个月、1 年的复查频率（特殊情况就诊除外）。脑卒中患者的常规复查包括 4 大类：

一般检查

（1）血压。若患者测得的血压值波动较大或在血压记录表中出现过夜间高血压，还需加做 24 小时动态血压监测检查。而锁骨下动脉狭窄的患者，需测量双侧血压。

（2）体重、腰围和身高。计算 BMI，评估是否存在肥胖（包括腹型肥胖）。

实验室检查

（1）血常规。了解患者是否有贫血、炎症感染，这些状况会影响抗栓药物的使用、营养吸收及增加进一步感染的风险。

（2）血糖和血脂。包括空腹血糖、餐后 2 小时血糖、TC、TG、LDL-C 等。

（3）同型半胱氨酸。

（4）其他血液生化指标。

（5）尿液和粪便。

影像学检查

（1）头颅 CT、头颅 CTA+CTP 或头颅 MRI+MRA。这些检查能够直观地显示脑部结构，有助于发现脑部是否存在新发脑出血（微出血）、脑梗死或脑血管代偿、脑部其他异常病变。

（2）颈动脉超声。该检查用于评估颈部大血管是否存在狭窄、斑块等异常，或斑块有无进展、是否稳定。

（3）TCD。它用于检查大脑中动脉系统的流速和频谱改变，评估颅内血管功能状态，而 TCD 微栓子监测项目则有助于发现微血栓。

其他相关检查

（1）ECG、心电监测。

（2）心脏超声。

（3）动态血压监测、肾动脉超声、下肢动静脉超声等。检查患者有无心脏疾病、肾血管疾病、外周血管疾病等泛血管疾病。

部分患者会在居住地或就近医院检查后再前往三甲医院进行复查，此时需注意检查项目是否为三甲医院结果互认的项目，避免重复检查。

以北京市为例。对部分超声、X 射线、MRI、电生理、核医学等手段对人体进行的检查，所得到的图像或数据信息进行全市互认，但不包括医生出具的诊断结论。

二级乙等及以下医疗机构间、二级甲等及以上医疗机构间医学影像检查结果互认。二级乙等及以下医疗机构对二级甲等及以上医疗机构医学影像检查结果予以认可。医联体内各医疗机构医学影像检查结果互认。若二级及以下医疗机构的医学影像检查结果符合诊断结果的质量要求，三级医院也可予以认可。

关于脑卒中检查的互认项目，详见表 8-2-1 和表 8-2-2。

表 8-2-1 北京市脑卒中常用临床检验项目清单

原文件序号	北京市互认编码	项目规范名称	套餐组合内包含项目及备注
1	25010101500000000	全血细胞分析	至少含白细胞、红细胞、血红蛋白、血小板、红细胞压积、平均红细胞体积、平均血红蛋白量、平均血红蛋白浓度（8项）
	25010101500000100	白细胞	
	25010101500000200	红细胞	
	25010101500000300	血红蛋白	
	25010101500000400	血小板	
	25010101500000500	红细胞压积	
	25010101500000600	平均红细胞体积	
	25010101500000700	平均血红蛋白量	
	25010101500000800	平均血红蛋白浓度	
2	25020302000000000	凝血酶原时间（PT）	
3	25020302500000000	活化部分凝血活酶时间（APTT）	
4	25020302800000000	纤维蛋白原（Fbg）	
5	25020303500000000	凝血酶时间（TT）	
6	25020306600000000	血浆 D-二聚体（D-Dimer）	
7	25020306500000000	纤维蛋白降解产物（FDP）	
11	25010100800000000	红细胞沉降率（ESR）	

续表

原文件序号	北京市互认编码	项目规范名称	套餐组合内包含项目及备注
12	25010200100000000	尿常规化学分析	至少含酸碱度、比重、胆红素、酮体、蛋白质、亚硝酸盐、葡萄糖、白细胞、尿胆原、潜血（10项）
	25010200200000000	酸碱度	
	25010200300000000	比重	
	25010201301000000	胆红素	
	25010201200000000	酮体	
	25010200500000000	蛋白质	
	25010203500000000	亚硝酸盐	
	25010201000000000	葡萄糖	
	25010200100000100	白细胞	
	25010201301000000	尿胆原	
	25010200900000000	潜血	
14	25010300200000000	粪便隐血试验（BLD）	
15	25030400100000000	钾（K）	
16	25030400200000000	钠（Na）	
17	25030400300000000	氯（Cl）	
18	25030400400000000	总钙（Ca）	
19	25030400500000000	磷（P）	
20	25030200100000000	葡萄糖（Glu）	
21	25030700100000000	尿素（Urea）	
22	25030700500000000	尿酸（UA）	
23	25030700200000000	肌酐（Cr）	
24	25030100200000000	白蛋白（Alb）	
25	25030100100000000	血清总蛋白（TP）	

续表

原文件序号	北京市互认编码	项目规范名称	套餐组合内包含项目及备注
26	25030300100000000	总胆固醇（TC）	
27	25030300200000000	甘油三酯（TG）	
28	25030500700000000	丙氨酸氨基转移酶（ALT）	
29	25030500800000000	天冬氨酸氨基转移酶（AST）	
30	25030500100000000	总胆红素（TBil）	
31	25030501100000000	碱性磷酸酶（ALP）	
32	25030800400000000	淀粉酶（AMY）	
33	25030600100000000	肌酸激酶（CK）	
34	25030600500000000	乳酸脱氢酶（LDH）	
35	25030500200000000	直接胆红素（D-Bil）	
36	25030400700000000	铁（Fe）	
37	25030400800000000	总铁结合力（TIBC）	
38	25030400600000000	镁（Mg）	
39	25030500900000000	γ-谷氨酰基转移酶（GGT）	
40	25030600700000000	α-羟丁酸脱氢酶（α-HBDH）	
41	25030501400000000	胆碱酯酶（ChE）	
42	25030800600000000	脂肪酶（LPS）	
43	25030301500000000	游离脂肪酸（FFA）	
44	25030300400000000	高密度脂蛋白胆固醇（HDL-C）	

续表

原文件序号	北京市互认编码	项目规范名称	套餐组合内包含项目及备注
45	25030300500000000	低密度脂蛋白胆固醇（LDL-C）	
46	25030300700000000	载脂蛋白 A1（Apo-A1）	
47	25030300900000000	载脂蛋白 B（Apo-B）	
48	25030301300000000	脂蛋白 a [Lp(a)]	
49	25030301800000000	小而密低密度脂蛋白胆固醇（sdLDL-C）	
50	25030502500000000	胆汁酸（BA）	
51	25030600200000000	肌酸激酶-MB 同工酶活性（CK-MB）	
52	25030600300000000	肌酸激酶-MB 同工酶质量（CK-MBmass）	
53	25030601000000000	肌红蛋白（Myo）	
54	25030600900000000	肌钙蛋白 I（TnI）	
55	25030600800000000	肌钙蛋白 T（TnT）	
56	25030101700000000	超敏 C 反应蛋白（hs-CRP）	
57	25030601100000000	同型半胱氨酸（Hcy）	
58	25030601200000000	B 型钠尿肽（BNP）	
59	25030601300000000	N 端-B 型钠尿肽前体（NT-ProBNP）	
60	25030200200000000	糖化白蛋白（GA）	
63	25030200300000000	糖化血红蛋白（HbA1c）	
130	25040102500000000	C 反应蛋白（CRP）	

续表

原文件序号	北京市互认编码	项目规范名称	套餐组合内包含项目及备注
131	25040203500000000	类风湿因子（RF）	
132	25040304300000000	抗链球菌溶血素（ASO）	
134	25030100600000000	前白蛋白（PAB）	

表 8-2-2　北京市脑卒中医学影像项目清单

原文件序号	北京市互认编码	模态	部位	项目简称
122	B02013ZZZ-00	CT	头颈	头颅 CT 灌注
123	B020ZYZZZ-00	CT	头颈	头颅 CT 平扫
209	B32Q1WZZZ-00	CT	血管	头颈部动脉 CTA
227	B030Z3JZZ-00	MR	头颈	头颅 MRI 灌注（ASL 法）
228	B030ZYZZZ-00	MR	头颈	头颅 MRI 平扫
229	B030ZMZZZ-00	MR	头颈	头颅 MRI 平扫（含 DWI）
231	B030ZZFZZ-00	MR	头颈	头颅 SWI
232	B33RZWZZZ-00	MR	头颈	头颅 TOF MRA
233	B531ZWZZZ-00	MR	头颈	头颅静脉 MRV

如何查看检查结果

期待一个"好"的复查结果，是每一名脑卒中患者最大的心愿之一，但面对密密麻麻的化验数据、专业术语、上上下下的箭头，患者很容易感到困惑甚至焦虑。首先，化验结果只是反映身体某一时刻的状态，并非绝对准确的健康判决书。许多指标受多种因素影响，如饮食、作息、情绪、实验误差等，都可能导致一过性的异常。因此，不必对指标的轻微波动表现出过分担忧。其次，正确看待结果中的"正常"与"异常"。正常参考范围是基于大量健康人群的数据统计得出的，但个体的检查结果需要结合其他检查和临床表现来综合判断。最重要的是，面对检查结果应尽量保持冷静，避免自行解读和盲目恐慌，正确的做法是咨询医生，认真听取医生的解读。

了解检查项目的意义和学习脑卒中相关知识也很重要，不仅可以促进患者康复，也是增强医患信任的一种重要措施。

（1）血常规检查

血常规主要检测红细胞、白细胞、血小板等血液中有形细胞的质和量。血常规检查目的是辅助诊断和排除贫血、血液病、感染性疾病，以及区分细菌性或病毒性感染。

红细胞和血红蛋白数量低于正常水平是贫血的重要指标，提示可能有营养不良或消化道出血。贫血也会导致机体缺氧，引起头晕、乏力。

白细胞是血液中重要的免疫细胞，白细胞增加可能提示感染或应激反应。

血小板是血液中负责凝血的细胞，血小板数量过多，可能导致血栓形成，引发脑梗死。而血小板数量过少，伤口出血后血液难以凝固，可能导致大出血，严重时甚至会危及生命。

解读血常规的检查结果主要看是否超出正常值范围。白细胞总数高于参考范围上限称为白细胞增多，低于参考范围下限称为白细胞减少。需要注意的是，检查结果需要综合评估，如平均血小板体积的临床意义需要结合血小板计数的变化才有价值，该指标可用于鉴别血小板减少的原因。

（2）生化检查

血液生化全套检查是除血常规以外最常见的实验室检查。不同的医院，生化全套检查的项目会略有差别。生化全套的检查主要包含肝功能、肾功能、血脂、心肌酶谱、电解质等35项检测。

从头再来：揭开脑卒中患者出院后管理的秘密

检验报告单

姓名：　　　　　性别：　　　　　年龄：
科室：　　　　　样本号：　　　　门诊号：　　　　检验时间：
　　　　　　　　　　　　　　　　　　　　　　　　检验项目：

分析项目		检测结果	单位	参考范围	分析项目		检测结果	单位	参考范围
*WBC	白细胞绝对值	5.92	10^9/L	3.5-9.5	RDW-CV	红细胞分布宽度 CV	13.00	%	10.1-16.0
LY#	淋巴细胞群绝对值	2.57	10^9/L	1.1-3.2	*PLT	血小板绝对值	157.00	10^9/L	125-350
MONO#	单核细胞群绝对值	0.40	10^9/L	0.1-0.6	PDW	血小板平均分布宽度	16.30	fL	15.0-17.0
NEUT#	中性粒细胞绝对值	2.81	10^9/L	1.8-6.3	MPV	平均血小板体积	11.90	fl	↑ 7.0-11.0
EO#	嗜酸性粒细胞绝对值	0.12	10^9/L	0.02-0.52	P-LCR	大血小板比率	39.40	%	
BA#	嗜碱性粒细胞绝对值	0.02	10^9/L	0-0.06	PCT	血小板压积	0.19	%	
LY	淋巴细胞群相对值	43.30	%	20-50					
MO	单核细胞群相对值	6.70	%	3-10					
GR	中性粒细胞相对值	47.60	%	40-75					
EO%	嗜酸性粒细胞相对值								
BA%	嗜碱性粒细胞相对值								
*RBC	红细胞绝对值								
*HGB	血红蛋白								
*HCT	红细胞压积								
*MCV	红细胞平均体积								
*MCH	平均血红蛋白含量								
*MCHC	平均血红蛋白浓度								
RDW	红细胞分布宽度 SD								

样本采集时间：　　　　　　　　　　　　　　样本收到时间：　　　　　　　　　　　　样本报告时间：
检验医生：　　　　　　　　　　　　　　　　审核医生：
* 号项目为北京市临床检验结果互认项目

某医院血常规报告单示例图

※ 丙氨酸氨基转移酶（ALT）和天冬氨酸氨基转移酶（AST）

ALT 和 AST 存在于人体心脏、肝脏、肾脏等多个组织器官中。指标升高受多种因素影响，但常见于各种急慢性肝炎、药物性肝损害、酒精性肝病、脂肪肝等患者，需要注意的是一些心肌梗死患者也可能出现这 2 个指标的升高。

※ 碱性磷酸酶（ALP）

显著升高可能与生理原因、骨骼疾病、肝外或肝内阻塞性相关疾病有关。

※ 肌酸激酶（CK）

CK 在骨骼肌中含量最高，其次为心肌。它可用于诊断早期急性心肌梗死。各种肌肉疾病，如病毒性心肌炎、多发性肌炎、横纹肌溶解、进行性肌营养不良、严重肌肉损伤，以及脑血管疾病、急性脑外伤等都可使 CK 增高。

※ 总胆红素（TBil）、直接胆红素（D-Bil）和间接胆红素（IBIL）

TBil 是 D-Bil 与 IBIL 的总和，是评估肝功能的重要指标，也是判断黄疸的主要依据，有助于诊断肝胆疾病和血液疾病。肝内胆汁淤积、肝外胆管梗阻、胆囊炎等均可造成这些指标升高。

※ 血脂检查

常规项目一般包含 TC、TG、LDL-C 和 HDL-C，其中 TC 是指血液中所有脂蛋白所含胆固醇之总和。

TG 水平受饮食影响较大。TG 升高是引发多种心血管疾病的危险因素。饱餐后或处于某些疾病状态下，高甘油三酯血症会导致血液呈现白色混浊状态，即"乳糜血"。

HDL-C 与心脑血管疾病发生率呈负相关，长期运动可使 HDL-C 升高。随着 HDL-C 水平降低，缺血性心血管病的发病危险增加。

LDL-C 的功能是将胆固醇及 TG 从肝脏输送到有需要的细胞及组织中，是动脉粥样硬化的"幕后黑手"，是降脂治疗的首要干预靶点。

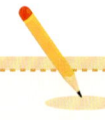

> **单位换算知多少**
>
> mg/dL 与 mmol/L 的换算比率是 0.026。例如：
>
> 100 mg/dL＝100×0.026＝2.6 mmol/L。
>
> 目前各医院的化验单中，相关指标的单位多以 mmol/L 呈现，mg/dL 虽然少见，但临床上也仍在使用。

※ 血清总蛋白（TP）

包括白蛋白（Alb）和球蛋白（Glb）。TP 升高可能是血液浓缩、慢性炎症及自身免疫性疾病导致的。TP 和 Alb 降低，可能是肝脏疾病导致的肝细胞蛋白质合成功能受损或其他原因引起的血清蛋白质丢失，如溃疡性结肠炎、急性大出血、肾病综合征及营养不良。

※ 葡萄糖（Glu）

这一指标的升高常见于糖尿病患者，除此之外，还可能提示慢性胰腺炎、心肌梗死、甲状腺功能亢进、颅内出血、颅外伤急性应激反应等。

※ 尿素（Urea）和肌酐（Cr）

Urea 是蛋白质分解代谢的最终产物，通过肾脏排泄，因此血液中 Urea 过高一般与肾功能受损有关。Cr 是人体肌肉代谢的产物，几乎全部随尿排出，一般不受尿量影响。Cr 增高常见于肾小球肾炎、肾病综合征、肾功能不全等肾脏疾病，也可能是肾前性、肾后性等其他原因导致的。

※ 尿酸（UA）

增高常见于痛风、急慢性肾小球肾炎、重症肝病。

※ 钙（Ca）

数值降低时，常见于钙摄入不足、阳光照射不足、老年骨质疏松、甲状旁腺功能减退、慢性肾炎、尿毒症、低钙饮食及吸收不良。

※ 钾（K）

数值增高时，可能与钾摄入过多（服用补钾药物、输入大量库存血液）、钾排泄障碍性肾脏疾病（肾小管中毒）、钾由细胞内向细胞外转移（大面积烧伤、挤压伤导致细胞内钾释放入血，代谢性酸中毒）有关。数值降低时，可能提示进食不足、排出增多（严重呕吐、腹泻）、钾由细胞外向细胞内转移（代谢性碱中毒）、血浆稀释（水中毒、补液过多过快）。

※ 钠（Na）

数值增高时，可能提示水摄入不足或大量丢失，如大量出汗、高烧、糖尿病性多尿等。而肾脏排水障碍，如肾上腺皮质功能亢进、原发及继发性醛固酮增多症也会使 Na 值升高。数值降低时，可能与排钠过多（肾上腺功能低下、渗透性利尿、肾皮质功能不全）、稀释性低钠血症（肝硬化腹水），以及当体液大量丢失时仅仅补充了水分有关。

※ 氯（Cl）

数值增高时，常见于高钠血症、高氯性代谢性酸中毒、盐摄入过多。数值降低，常见于低钠血症、严重呕吐、腹泻、肾功能减退等。

检验报告单

姓名：　　　　性别：　　　　年龄：
科室：　　　　样本号：　　　　门诊号：
　　　　　　　　　　　　　　检验时间：

分析项目	检测结果	单位	参考范围		分析项目	检测结果	单位	参考范围
*K 钾	5.30	mmol/L	3.5-5.3		*ALP 碱性磷酸酶	53.70	U/L	26-117
*Na 钠	141.20	mmol/L	135-145		*GGT γ-谷氨酰基转移酶	19.20	U/L	10-60
*Cl 氯	106.60	mmol/L	96-108		*TBil 总胆红素	30.32	μmol/L	↑ 5.10-19.0
*Glu 葡萄糖	4.81	mmol/L	3.9-6.1		D-Bil 直接胆红素	8.84	μmol/L	↑ 0.00-7.00
*Urea 尿素	8.70	mmol/L	↑ 1.7-8.3		IBIL 间接胆红素	21.50	μmol/L	↑ 0.1-12
*Cr 肌酐（酶法）	72.50	μmol/L	31.7-93.3		ChE 胆碱酯酶	8044.00	U/L	4000-11000
eGFR 肾小球滤过率	75.09	mL/min	↓ ≥ 90		TBA 总胆汁酸	3.50	μmol/L	0.0-10.0
CO_2 总二氧化碳	22.00	mmol/L	20.0-29.0		*LDH 乳酸脱氢酶	201.8	U/L	135-225
*UA 尿酸	354.20	μmol/L	142.0-416.0		*CK 肌酸激酶	77.8	U/L	24.0-194.0
*Ca 总钙	2.45	mmol/L	2.25-2.68		α-HBDH α-羟基丁酸脱氢酶	146.2	U/L	72.0-182.0
*P 无机磷	1.06	mmol/L	0.87-1.45		*TG 甘油三酯	0.82	mmol/L	0.50-1.70
*ALT 丙氨酸氨基转移酶	27.20	U/L	0-41		*TC 总胆固醇	3.31	mmol/L	3.20-5.17
*AST 天冬氨酸氨基转移酶	30.50	U/L	0-42		*▲HDL-C 高密度脂蛋白胆固醇	1.2	mmol/L	1.00-1.80
*TP 血清总蛋白	69.10	g/L	60-80		*▲LDL-C 低密度脂蛋白胆固醇	1.65	mmol/L	1.50-3.10
*Alb 白蛋白（溴甲酚绿法）	41.70	g/L	35-55		Apo-A1 载脂蛋白A1	1.14	g/L	↓ 1.20-1.80
Glb 球蛋白	27.40	g/L	20-30		Apo-B 载脂蛋白B	0.59	g/L	0.60-1.14
A/G 白蛋白/球蛋白	1.50		1.5-2.5		Hcy 同型半胱氨酸	9.56	μmol/L	≤ 15

乳糜：0[溶血：1] 黄疸：1 ▲下列人群低密度脂蛋白胆固醇（LDL-C）目标值（依据《中国成人血脂异常防治指南》）：
低危人群：LDL-C＜4.14 mmol/L，无心血管疾病及危险因素（如高血压、糖尿病、吸烟等）；中危人群：LDL-C＜3.37 mmol/L，
合并1~2个危险因素（如高血压、肥胖、糖尿病、吸烟等）；高危人群：LDL-C＜2.59 mmol/L，以下危险因素（冠心病、糖尿病、
缺血性脑卒中/TIA、高血压）合并≥3个危险因素，慢性肾病（1~4期CKD）；极高危人群：LDL-C＜2.07 mmol/L，急性冠脉综
合征、冠心病/缺血性脑卒中合并糖尿病。

样本采集时间：　　　　　　样本收到时间：　　　　　　样本报告时间：
检验医生：　　　　　　　　审核医生：
* 号项目为北京市临床检验结果互认项目

某医院生化35项检查报告单示例图

（3）计算机断层扫描（CT）

CT 是一种利用 X 射线束和探测器阵列对人体进行断层扫描的医学影像技术。它通过计算机算法重建三维图像，能够清晰显示人体内部组织的解剖结构和病变，除了头部以外，也可用于胸部、盆腔、脊柱及四肢疾病的辅助诊断。

CT 血管成像（CTA），是一种基于增强 CT 技术的医学影像学检查方法，通过向静脉注射含碘造影剂，利用 CT 扫描和图像后处理技术，生成人体血管（动脉、静脉）的三维图像。它能够清晰显示血管狭窄、扩张、畸形、血栓或肿瘤浸润等病变，广泛应用于心血管、脑血管、外周血管及内脏血管的评估。CT 灌注成像（CTP），是一种结合动态 CT 扫描和数学模型分析的功能成像技术，通过静脉注射含碘造影剂准确判断脑缺血病灶的范围，有助于预测脑缺血的预后，帮助制订再通治疗方案。造影剂通常对人体无明显的不良反应，但部分患者可能出现恶心、呕吐、头晕、皮肤瘙痒等症状。上述症状多为一过性，不必过分担心，也无须特殊治疗，休息后可逐渐缓解，若出现严重不适或症状持续加重，应立即终止检查并进行救治。接受 CTA 或 CTP 检查需空腹 2 小时，以降低出现恶心、呕吐的概率。需要注意的是，对碘过敏的患者禁止使用含碘造影剂；服用二甲双胍的糖尿病患者应停药 48 小时后再接受含造影剂的检查，避免加重肾脏负担，引起不适。

（4）磁共振成像（MRI）

MRI 是利用原子核在磁场内共振而产生影像的一种诊断方法，可应用于多系统疾病的检查。它产生的是一种电磁波，这种电磁波波段对人体无害（无辐射损伤）。但安装了心脏起搏器（绝对禁忌）、体内有金属（假肢、固定用钢板、螺钉等）的患者需要根据金属材料的具体性质决定是否进行 MRI 检查。

需要特别提示的是，患者或陪同人员不可携带金属物品（如手表、耳环、戒指、项链、钥匙、假牙、眼镜等）以及磁性物品（如磁卡、手机）进入核磁检查室，以防止干扰检查结果和损坏所携带的物品。此外，做增强核磁共振检查需要家属陪同并签字。因核磁检查通常持续时间较长（约30分钟），且检查仓内的噪声难免引起患者的紧张不安。患者在受检过程中应尽量全身放松、平静呼吸、不能移动身体，以免影响图像质量。

（5）磁共振成像（MRI）+磁共振血管成像（MRA）联合检查

此项检查无须造影剂，它主要依靠血液的流动进行血管成像，是一种无创的检查方法。观察范围比CTA大，显示区域可扩大到从主动脉弓至颅内脑血管。

（6）对比增强磁共振血管成像（CEMRA）

对比增强MRA的方法优于常规MRA，它的速度更快、清晰度更高，成像质量与血管造影的非常接近。

（7）数字减影血管造影（DSA）

该检查是诊断脑血管疾病的"金标准"，可以动态、全面地观察脑血管的血流情况、变异情况及侧支代偿情况，但它是有创检查，所以并非首选的检查方法。当B超、CTA、TCD和MRA等检查怀疑脑血管有狭窄（特别是颅内脑血管狭窄）时，为进一步明确诊断，此项检查是必需的。

（8）超声心动图检查

该检查是使用超声波检查心脏和大血管的解剖结构，并评价心功能活动状态的无创性检查，可实现动态实时观察，对心包积液、各种心瓣膜病、急性心肌梗死的并发症，以及心腔内附壁血栓的形成有着重要的诊断价值。对心脏肿瘤、冠心病、心包疾患和大血管疾患也有辅助诊断价值。

（9）B超

B超检查是现代医学影像诊断中最常用的方法。

腹部B超（空腹检查）在肝病及其他某些疾病的诊断中具有重要地位，

空腹状态下可检查肝、胆、胰腺、肾等腹部各器官的位置、形态、分泌等状态。

颈动脉＋椎动脉＋锁骨下动脉 B 超的组合检查可显示颈动脉、椎动脉及锁骨下动脉有无斑块及初步判断是否狭窄，且该检查无须空腹。

双下肢动静脉 B 超可显示双下肢动静脉血流是否通畅、有无深静脉血栓形成，以及有无斑块。

（10）动态血压监测

该检查是使用动态血压记录仪记录一个人昼夜 24 小时内的血压情况，白天每半小时测 1 次，夜间每 1 小时测 1 次。动态血压监测结果包括收缩压、舒张压、平均动脉压、心率及对应的最高值和最低值。

（11）动态心电图（Holter）

通过动态心电图仪在患者日常生活状态下连续 24 小时或更长时间记录其心电活动的全过程。该检查可以将多导联上的每一个心电波形记录下来，并通过输出电缆将所记录的全部信息传输到动态心电监测分析系统。然后通过计算机软件对记录的数据进行分析，识别和分析各种心律失常、心肌缺血等异常心电图表现。

脑血管各部位英文缩写

在查看脑血管的影像片子时,面对大量的英文缩写,患者和家属可能会感到困惑。下面是脑血管各部位英文缩写与中文名词的翻译对照图:

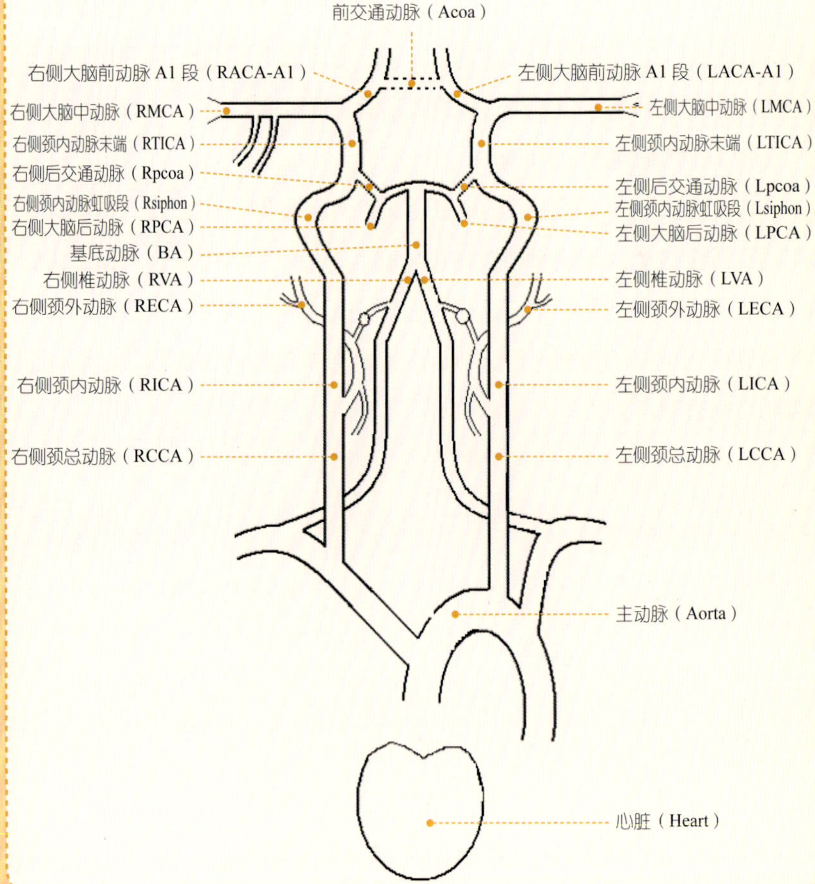

前交通动脉(Acoa)
右侧大脑前动脉A1段(RACA-A1)
左侧大脑前动脉A1段(LACA-A1)
右侧大脑中动脉(RMCA)
左侧大脑中动脉(LMCA)
右侧颈内动脉末端(RTICA)
左侧颈内动脉末端(LTICA)
右侧后交通动脉(Rpcoa)
左侧后交通动脉(Lpcoa)
右侧颈内动脉虹吸段(Rsiphon)
左侧颈内动脉虹吸段(Lsiphon)
右侧大脑后动脉(RPCA)
左侧大脑后动脉(LPCA)
基底动脉(BA)
右侧椎动脉(RVA)
左侧椎动脉(LVA)
右侧颈外动脉(RECA)
左侧颈外动脉(LECA)
右侧颈内动脉(RICA)
左侧颈内动脉(LICA)
右侧颈总动脉(RCCA)
左侧颈总动脉(LCCA)
主动脉(Aorta)
心脏(Heart)

8.3 如何与医生有效交流

患者见到医生时，往往因为紧张或焦虑，一时想不起来要说什么，回家后又后悔没有好好沟通。其实，到医院后可以先适当休息一下，整理好思绪或拿出事先准备好的问题清单再就诊，这也是建议患者提前半小时到达诊室门口的原因之一。就诊时用简单的话与医生沟通，重点描述与病情相关的内容，根据医生的提问逐一回答。患者表述得越清楚，医生的诊断思路就越清晰，检查就越明确，治疗也更有针对性。以下是医生对脑卒中患者复查时的常见问诊内容，患者可以提前准备。

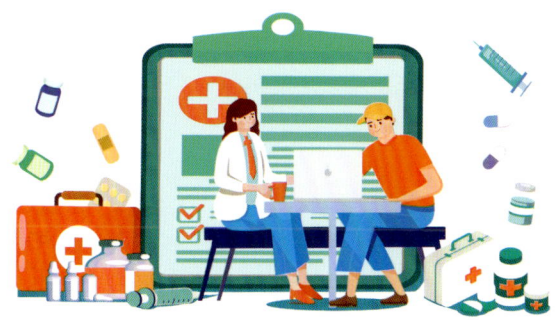

（1）脑卒中发病多长时间了？如果发病多年，请精确到年或月。近1~2年的发病时间需精确到月。近1个月的发病时间需精确到日。

（2）脑卒中是出血性的还是梗死性的？第一次发病时在哪里治疗的？是否有住院？请简单描述住院的经过并出具出院诊断。目前恢复得如何？

（3）患者在上一次就诊之后哪里不舒服？是否有头痛？具体是头部哪里痛？是闷痛、搏动性跳痛还是针刺样痛。是否出现过头晕或眩晕？是否有过恶心、呕吐？有无肢体无力或麻木？是否有走路不稳，如向一侧倾斜的情况。

（4）是否有过头晕等不舒服？大概多长时间？是持续不舒服还是一阵阵得不舒服？有没有可能的原因？比如活动、起立或躺下。不舒服是否仅发生在特定的时间点，如只出现在每天的上午，或者做了某种动作之后。

（5）出现（3）或（4）中症状的时候是怎么处理的？休息还是服药？处理后有无缓解？

（6）有无接受过监测或检查？如血压、血糖或血脂，以及前往医院做头颅CT、MRI或超声检查。是否有相应的检查结果。

（7）饮食和睡眠怎么样？

（8）有无其他疾病？是否在这段时间接受过其他治疗？或者有无手术计划？

（9）有无过敏史？

除了以上医生可能会问到的问题，患者和家属同样可以将最迫切需要解决的困扰整理出来，以便与医生高效地沟通。

PART 9
更好地生活

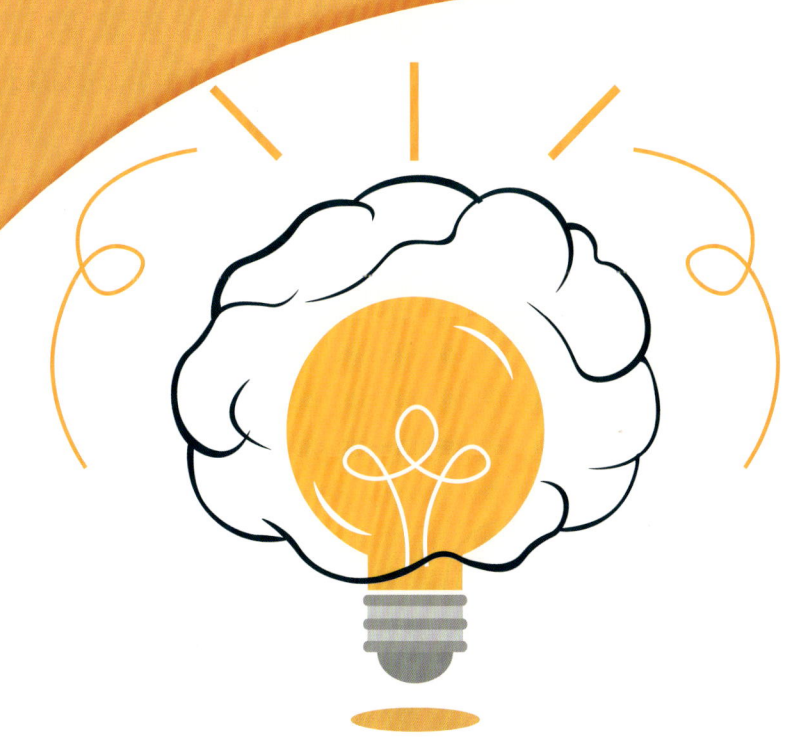

9.1 如何让健康持续下去

脑卒中虽然给身体带来了"麻烦",但它无法剥夺一个人对生活的热爱和追求。患者和家属都应坚信,通过科学治疗、积极康复和生活方式的改变,可以大大降低脑卒中复发的风险,提高生活质量。生活总有无限可能,即使前路漫漫,也要怀揣希望,勇敢地走下去。正如那句"风雨之后,必见彩虹!"生命之花将会绽放得更加绚烂。

罹患脑卒中或面临高风险,并非生活的终点,而应该将其看作是新生活的起点。以科学的态度面对疾病,以积极的心态迎接挑战,以爱与希望为动力,守护好健康的四大基石,并为此不断努力践行,患者完全有能力书写属于自己的健康篇章。无论道路多么艰难,总有重新拥抱生活的那一刻。

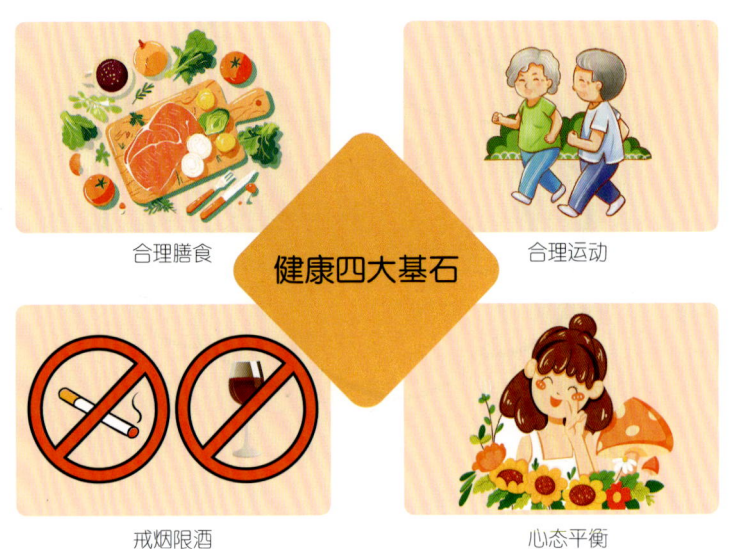

在医生的指导下，患者坚信**"自己是健康的第一责任人"**，通过自我管理，控制病情进展，解决疾病给日常生活带来的影响，是脑卒中管理的核心环节。经历了脑卒中，很多患者更懂得"珍惜"二字——珍惜家人和朋友，对他们多一些包容和体贴，少一些抱怨和理所当然；珍惜自己的身体，对自己更加爱惜照顾，少一些偷懒懈怠，用不懈的努力去完善自己，用平静的心态去享受生活，不断发现自己的进步和隐藏在生活中的美好。

本书中的内容需要患者与家属共同实践。如果仍有疑问，请咨询医生。请牢记，脑卒中恢复可能需要数月或更多时间，尽早采取药物治疗和康复训练都能获得最佳的治疗效果。

医护人员都将以此为目标而努力！

9.2 可以互动的自我监测小程序

自我监测小程序来自智慧卒中二级预防管理系统。该系统以首都医科大学附属北京天坛医院的学术与临床实践为数据基础和模型，基于授权理论的健康管理模式，通过物联网、人工智能和大数据技术构建的脑血管病慢病管理平台及各类医疗级、微创、便携的智慧终端设备，实现数据实时上传、存储及处理、智能化推荐、危险因素管理、药物依从性管理、阶段化随访、风险预警等功能，旨在贯通脑血管疾病的全流程管理，全面覆盖预防、治疗和康复服务，推进中国脑血管疾病防治水平提升。

小程序功能简介：

（1）医生端

通过脑血管病二级预防智慧管理系统向患者提供诊疗服务。在平台上，医生可查阅患者健康档案、电子病历、检查检验报告、随访记录等信息，实时掌握患者最新动态，方便快速全面了解患者的身体状况。同时，借助物联网检测设备，医生能够实时监测患者的居家健康状况，获取患者的心电、血压、血糖等体征健康数据，并提供用药建议、生活方式指导、定期随访追踪等专业的医疗健康服务。如情况紧急，还可为患者提供远程问诊、在线会诊、转诊等服务。

①患者列表

医生为患者录入出院信息，并按照患者病情的严重程度，将患者分组、筛选、查看患者的健康数据和随访记录（图9-2-1）。

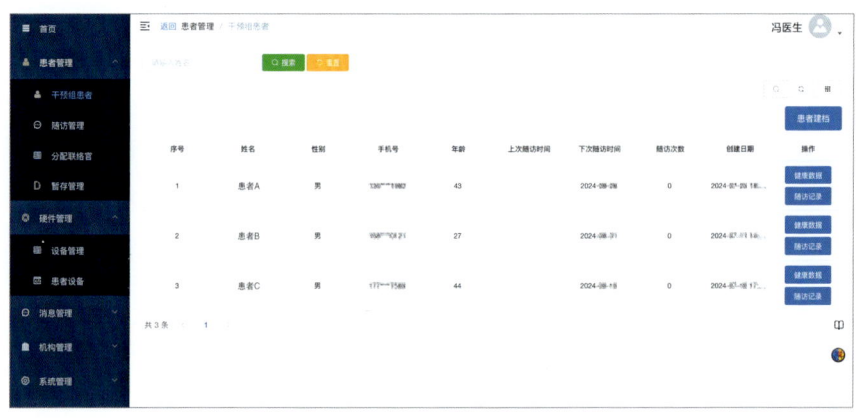

图9-2-1　医生端的患者列表

②健康数据

健康数据包括患者的基本信息和六大基本数据（血压、血糖、血脂、BMI、运动、用药）（图9-2-2）。

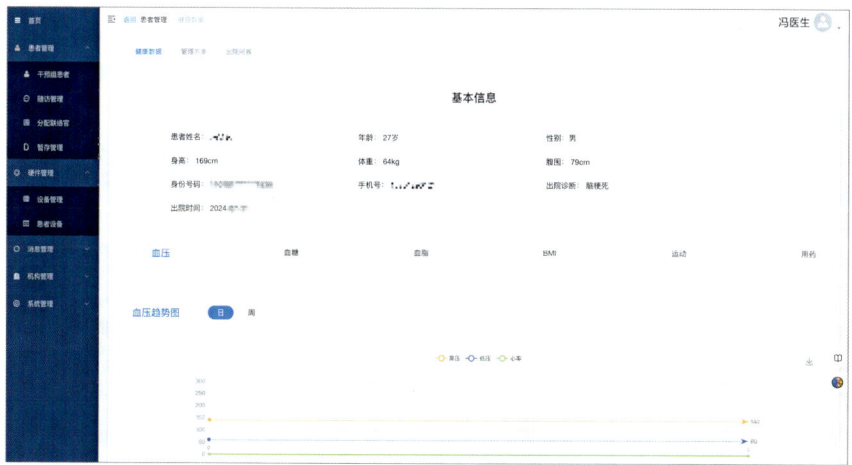

图 9-2-2　医生端患者健康数据

③方案管理

医生可查看、新增患者的管理方案，根据患者的病情和治疗效果，进行调整，制订个性化管理方案（图 9-2-3）。

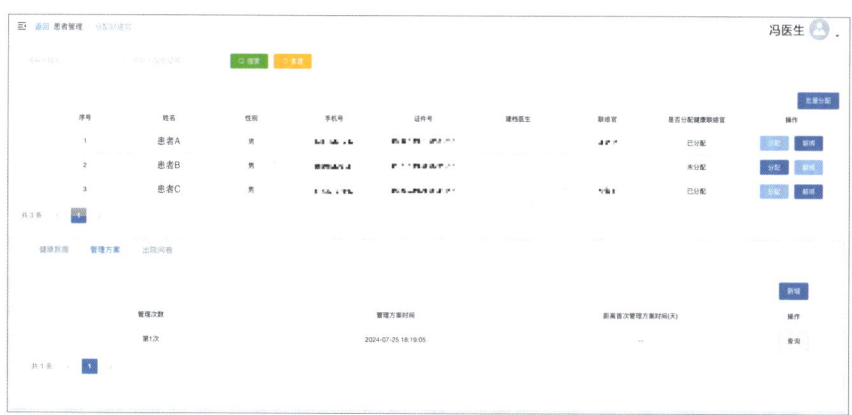

图 9-2-3　方案管理

④随访管理

通过随访列表查看患者随访记录，并根据实际情况评估患者病情，适时调整随访方案（图9-2-4）。

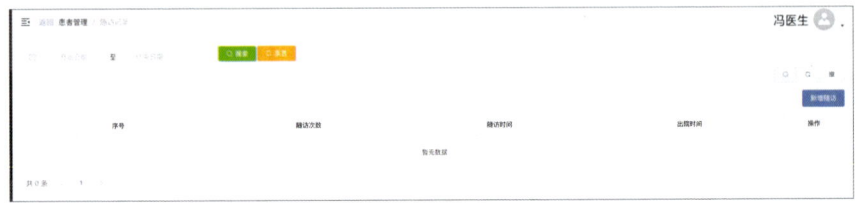

图9-2-4　随访管理

⑤分配、解绑患者的健康联络官

健康联络官是医生与患者的"健康助手"，让医疗信息能够畅通无阻（图9-2-5）。

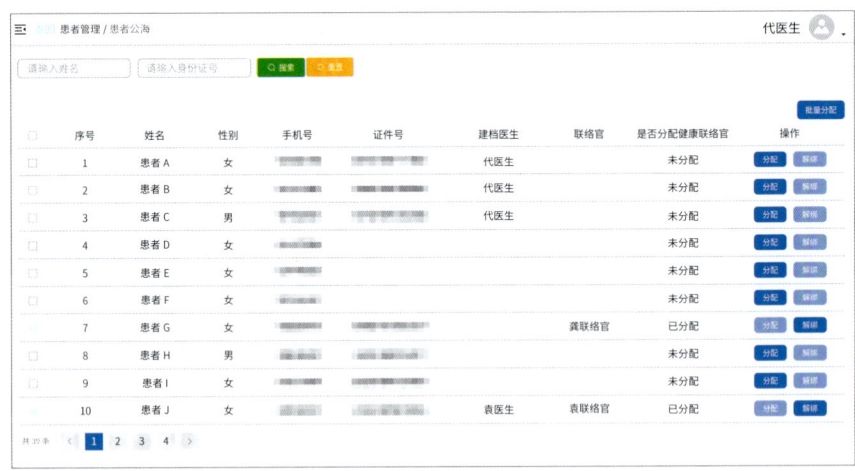

图9-2-5　健康联络官

（2）患者端

患者通过微信小程序登录系统，完善个人电子健康档案，遵医嘱进行日常监测,自动刷新或手动上传检测数据。通过小程序,患者可随时查看历史数据、数据趋势图和用药信息,接收用药提醒,完成健康打卡,更好地实现自我健康管理。同时,患者还可以与健康联络官实时互动,要求远程问诊、预约复诊等。

①健康数据

自动刷新或手动上传包括血压、血糖、血脂、腹围、运动情况等数据,系统会形成数据趋势图(图9-2-6)。

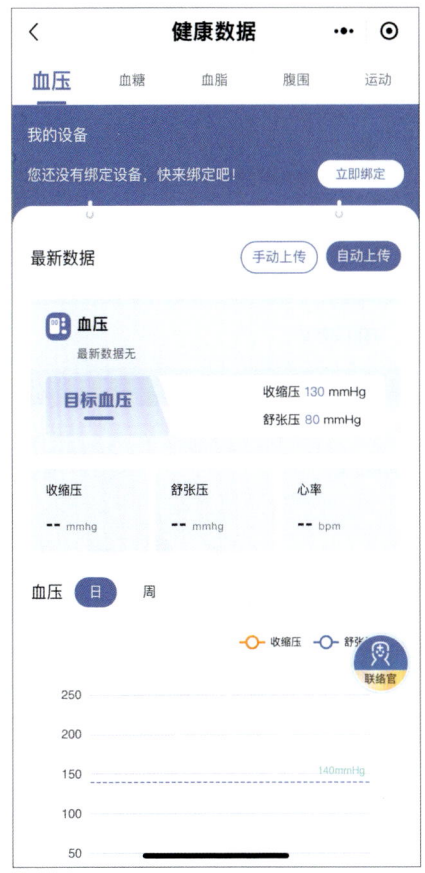

图9-2-6 健康数据

②用药管理

医生在医生端填写或患者自行添加用药信息,实现科学记录用药情况。患者还会收到用药提醒,督促其进行自我健康管理(图9-2-7)。

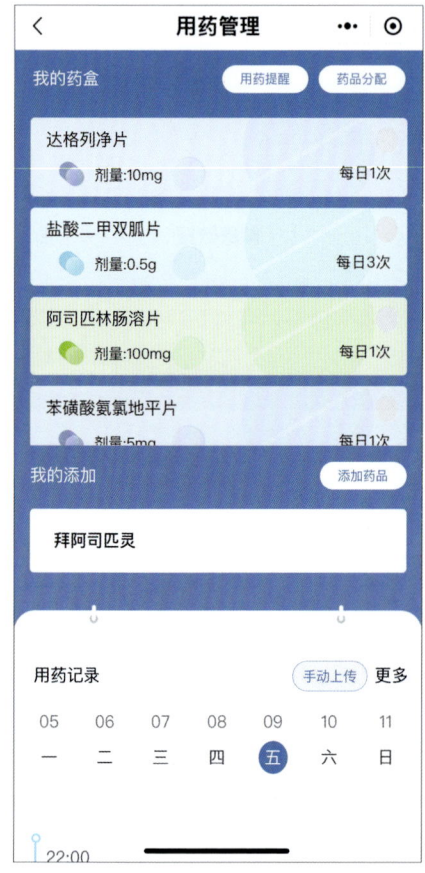

图9-2-7 用药管理

③健康打卡

管理方案设定后，系统自动生成打卡任务。患者完成打卡任务后可获得"虚拟金币"并标记完成（图9-2-8）。

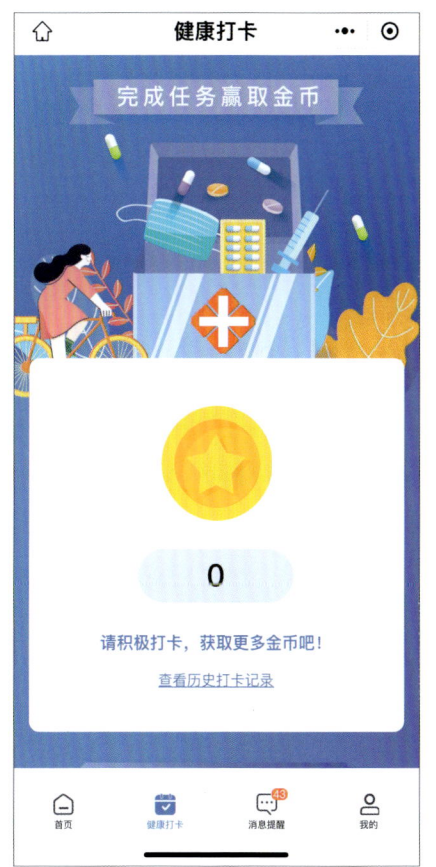 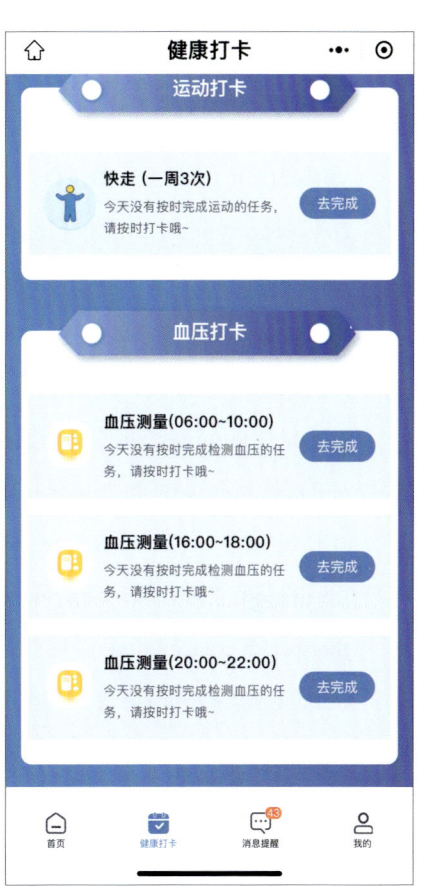

图9-2-8 健康打卡

参考文献

[1] BANG H, EDWARDS A M, BOMBACK A S, et al. Development and validation of a patient self-assessment score for diabetes risk[J]. Ann Intern Med, 2009, 151(11): 775-783.

[2] CHICHAREON P, WINIJKUL A, LIP G Y H, et al. Comparative validation of HAS-BLED, GARFIELD-AF and ORBIT bleeding risk scores in Asian people with atrial fibrillation treated with oral anticoagulant: A report from the COOL-AF registry[J]. Br J Clin Pharmacol, 2023, 89(8): 2472-2482.

[3] HINDRICKS G, POTPARA T, DAGRES N, et al. 2020 ESC Guidelines for the diagnosis and management of atrial fibrillation developed in collaboration with the European Association for Cardio-Thoracic Surgery (EACTS): The Task Force for the diagnosis and management of atrial fibrillation of the European Society of Cardiology (ESC) Developed with the special contribution of the European Heart Rhythm Association(EHRA) of the ESC[J]. Eur Heart J, 2021, 42(5): 373-498.

[4] LABEIT B, MICHOU E, TRAPL-GRUNDSCHOBER M, et al. Dysphagia after stroke: research advances in treatment interventions[J]. Lancet Neurol, 2024, 23(4): 418-428.

[5] LIN S, WU B, HAO Z L, et al. Characteristics, treatment and outcome of ischemic stroke with atrial fibrillation in a Chinese hospital-based stroke study[J]. Cerebrovasc Dis, 2011, 31(5): 419-426.

[6] SUN Y H, ZHU J, MA C S, et al. Stroke Risk Status, Anticoagulation Treatment, and Quality-of-Life in Chinese Patients with Atrial

Fibrillation：China Registry of Atrial Fibrillation（CRAF）[J/OL]. Cardiovasc Ther，2019，2019：7372129（2019-03-21）[2024-08-02]. https://doi. org/10. 1155/2019/7372129.

[7] WOLF P A，ABBOTT R D，KANNEL W B. Atrial fibrillation as an independent risk factor for stroke：the Framingham Study[J]. Stroke，1991，22（8）：983-988.

[8] XU G L，LIU X F，WU W T，et al. Recurrence after ischemic stroke in chinese patients：impact of uncontrolled modifiable risk factors[J]. Cerebrovasc Dis，2007，23（2/3）：117-120.

[9] 北京高血压防治协会，中国卒中学会高血压预防与管理分会. 中国卒中患者高血压管理专家共识 [J]. 中国卒中杂志，2024，19（6）：672-698.

[10] 北京市脑血管病抢救治疗中心. 跨越生死地带：脑中风患者及家属指导手册 [M]. 北京：中国友谊出版公司，2004.

[11] 国家老年医学中心，中华医学会老年医学分会，中国老年保健协会糖尿病专业委员会. 中国老年糖尿病诊疗指南(2024 版)[J]. 中华糖尿病杂志，2024，16（2）：147-189.

[12] 国家卫生健康委员会，国家发展和改革委员会，教育部，等. 关于印发健康中国行动——心脑血管疾病防治行动实施方案（2023—2030 年）的通知 [EB/OL]. （2023-10-30）[2024-07-01]. http://www. nhc. gov. cn/ylyjs/pqt/202311/bf1eefe9eb3e4594a6195ed3ed4e26c9. shtml.

[13] 国家卫生健康委员会办公厅. 国家卫生健康委办公厅关于印发高血压等慢性病营养和运动指导原则(2024 年版)的通知 [EB/OL]. （2024-06-17）[2024-07-29]. http://www. nhc. gov. cn/ylyjs/pqt/202406/0adffa948a2844f0befa8439178c1d9f. shtml.

[14] 刘楠，李卡. 康复护理学 [M]. 5 版. 北京：人民卫生出版社，2022.

[15] 于普林，高超，周白瑜，等. 预防老年人肌少症核心信息中国专家共识（2021）[J]. 中华老年医学杂志，2021，40（8）：953-954.

[16] 中国高血压防治指南修订委员会，高血压联盟（中国），中国医疗保健国际交流促进会高血压病学分会，等. 中国高血压防治指南（2024 年修订版）[J]. 中华高血压杂志（中英文），2024，32（7）：603-700.

[17] 中国血脂管理指南修订联合专家委员会. 中国血脂管理指南（2023 年）[J]. 中华心血管病杂志，2023，51（3）：221-255.

[18] 中国营养学会. 中国居民膳食指南（2022）[M]. 北京：人民卫生出版社，2022.

[19] 中华人民共和国国家卫生和计划生育委员会. 中国临床戒烟指南（2015 年版）[M]. 北京：人民卫生出版社，2015.

[20] 中华医学会老年医学分会，中国医疗保健国际交流促进会高血压病分会. 老年高血压特点及临床诊治流程专家共识（2024）[J]. 中华老年医学杂志，2024，43（3）：257-268.

[21] 中华医学会神经病学分会，中华医学会神经病学分会脑血管病学组. 中国急性缺血性卒中诊治指南 2023[J]. 中华神经科杂志，2024，57（6）：523-559.

[22] 中华医学会神经病学分会，中华医学会神经病学分会脑血管病学组. 中国重症卒中管理指南 2024[J]. 中华神经科杂志，2024，57（7）：698-714.

[23] 中华医学会神经外科学分会，中国卒中学会脑血管外科分会，国家神经系统疾病医学中心，等. 中国未破裂颅内动脉瘤临床管理指南（2024 版）[J]. 中华医学杂志，2024，104（21）：1918-1939.

[24] 中华医学会糖尿病学分会. 中国 2 型糖尿病防治指南（2020 年版）[J].

中华糖尿病杂志,2021,13(4):315-409.

[25] 中华医学会心血管病学分会,海峡两岸医药卫生交流协会高血压专业委员会,中国康复医学会心血管疾病预防与康复专业委员会.中国高血压临床实践指南[J].中华心血管病杂志,2024,52(9):985-1032.

[26] 中华医学会心血管病学分会,中国老年学学会心脑血管病专业委员会.华法林抗凝治疗的中国专家共识[J].中华内科杂志,2013,52(1):76-82.

[27] 中华医学会心血管病学分会,中国生物医学工程学会心律分会.心房颤动诊断和治疗中国指南[J].中华心血管病杂志,2023,51(6):572-618.

缩略语表

英文简称	中文全称
ACEI	血管紧张素转换酶抑制剂
ADP	腺苷二磷酸
AF	心房颤动
Alb	白蛋白
ALP	碱性磷酸酶
ALT	丙氨酸氨基转移酶
ApoB	载脂蛋白 B
ARB	血管紧张素 II 受体阻滞剂
ASCVD	动脉粥样硬化性心血管疾病
AST	天冬氨酸氨基转移酶
BMI	体质指数
Ca	钙
CCB	钙通道阻滞剂
CEMRA	对比增强磁共振血管成像
CHA_2DS_2-VASc	充血性心力衰竭；高血压；年龄 ≥ 75 岁；糖尿病；脑卒中；血管疾病；年龄 65～74 岁；女性
CK	肌酸激酶
Cl	氯
COX	环氧合酶
Cr	肌酐
CrCl	肌酐清除率
CT	计算机断层扫描
CTA	CT 血管成像
CTP	CT 灌注成像
D-Bil	直接胆红素

续表

英文简称	中文全称
DPP-4	二肽基肽酶 IV
DSA	数字减影血管造影
ECG	心电图
FAST	面部下垂、手臂无力、言语障碍、及时就医
FOURIER	高风险受试者胆固醇吸收抑制剂心血管结局进一步研究
FSP	Framingham 卒中风险评估量表
FTND	尼古丁依赖检验量表
GCS	格拉斯哥昏迷评分
GI	血糖指数
GIP	抑胃肽
GL	血糖负荷
Glb	球蛋白
GLP-1	胰高血糖素样肽 -1
GLP-1RA	胰高血糖素样肽 -1 受体激动剂
Glu	葡萄糖
HAS-BLED	高血压；肝、肾病功能异常；脑卒中；出血史或出血倾向；INR 不稳定；年龄＞65 岁；使用抗凝药物或酗酒
HbA1c	糖化血红蛋白
HDL-C	高密度脂蛋白胆固醇
Holter	动态心电图
IBIL	间接胆红素
IL-6	白细胞介素 -6
IMPROVE-IT	进一步降低终点事件：维妥立（依折麦布辛伐他汀片）疗效国际试验
INR	国际标准化比值

续表

英文简称	中文全称
ISI	国际敏感度指数
K	钾
LDL-C	低密度脂蛋白胆固醇
LDL-R	低密度脂蛋白受体
MRA	磁共振血管成像
MRI	磁共振成像
mRNA	信使核糖核酸
mRS	改良 Rankin 量表
Na	钠
NIHSS	美国国立卫生研究院卒中量表
NOACs	新型口服抗凝药
NRV	营养素参考值
OGTT	口服葡萄糖耐量试验
ox-LDL	氧化低密度脂蛋白
PCSK9	前蛋白转化酶枯草杆菌蛋白酶 –kexin9 型
PLMD	周期性肢体运动障碍
PT	凝血酶原时间
RLS	不宁腿综合征
SAS	焦虑自评量表
SDS	抑郁自评量表
SGLT-2	钠 – 葡萄糖耦联转运体 2
siRNA	干扰小核糖核酸
SPARCL	强化降胆固醇治疗预防卒中研究
SSRI	5– 羟色胺选择性再摄取抑制剂
TBil	总胆红素

续表

英文简称	中文全称
TC	总胆固醇
TCD	经颅多普勒
TG	甘油三酯
TIA	短暂性脑缺血发作
TNF-α	肿瘤坏死因子-α
TP	血清总蛋白
TX	血栓素
UA	尿酸
Urea	尿素
WHO	世界卫生组织

意见反馈表

请脑卒中患者或家属填写。本表用于帮助编写者进一步改进本书内容，希望您坦率地作答。您的回答将被严格保密。

第一部分　图书设计

按照程度不同，共有5个级别，1＝非常差，5＝非常好，请在您认为合适的级别上画"○"。

	非常差				非常好
☆ 本书中叙述的问题是否都是您想了解的问题？	1	2	3	4	5
☆ 内容的组织和结构	1	2	3	4	5
☆ 插图和表格	1	2	3	4	5
☆ 语言（是否容易理解）	1	2	3	4	5
☆ 文字和图片的关联	1	2	3	4	5
☆ 封面设计	1	2	3	4	5

☆ 您认为本书是否达到您的需求，请具体说明：

_____

_____

_____

第二部分　图书内容

☆ 您认为本书对您是否有帮助？

　　□有帮助　　　□无帮助

☆ 在什么时间阅读本书对您最有帮助？

　　□患病2周内　　□患病3个月内　　□患病3个月后　　□其他＿＿＿＿＿

☆ 您认为书中哪章内容对您最有帮助？

　　按照程度不同，共有5个级别，1＝没有任何帮助，5＝非常有帮助，请在您认为合适的级别上画"○"。

	没有任何帮助				非常有帮助
第1章　为什么脑卒中会突然发生？	1	2	3	4	5
第2章　当脑卒中发生时	1	2	3	4	5
第3章　出院前是关键期	1	2	3	4	5
第4章　药不能停	1	2	3	4	5
第5章　回家后，真正的考验开始了	1	2	3	4	5
第6章　坚持肢体康复	1	2	3	4	5
第7章　什么时候需要紧急就医？	1	2	3	4	5
第8章　脑卒中患者该复查了	1	2	3	4	5
第9章　更好地生活	1	2	3	4	5

☆ 您认为哪些章节的内容需要修改或补充？请具体说明：

_____

_____

第三部分　反馈方式

您可以通过智慧卒中二级预防管理系统的微信小程序将填写好的表单拍照回传。具体操作步骤：

第一步：登录微信小程序，进入首页。第二步：点击"我的"，找到"意见反馈"。第三步：点击"开始上传"，上传图片。

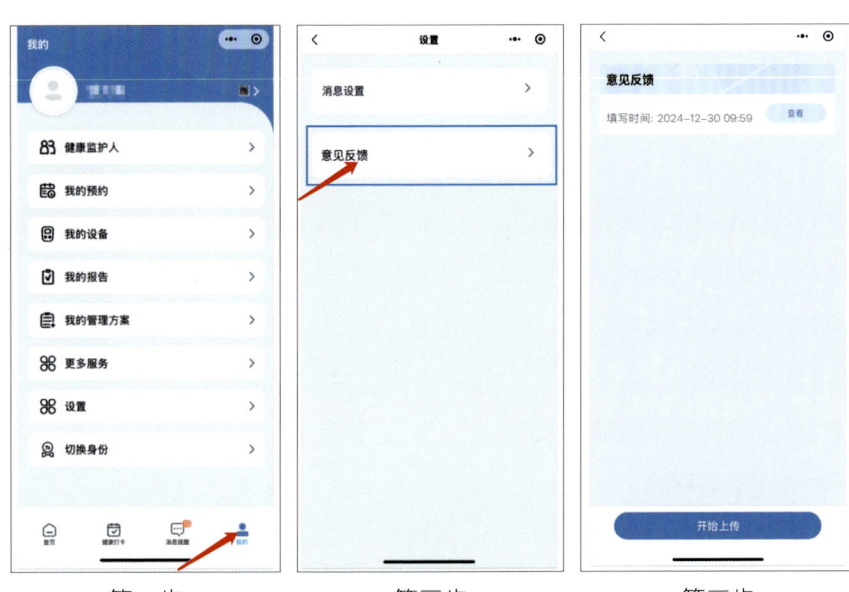

第一步　　　　　　　第二步　　　　　　　第三步